Madres Narcisistas: La Verdad sobre ser Hija de una Madre Narcisista y Cómo Superarlo. Una Guía para Sanar y Recuperarse tras el Abuso Narcisista.

Publicaciones Alejandría

Published by Digital Mind, 2024.

MADRES NARCISISTAS: LA VERDAD SOBRE SER HIJA DE UNA MADRE NARCISISTA Y CÓMO SUPERARLO. UNA GUÍA PARA SANAR Y RECUPERARSE TRAS EL ABUSO NARCISISTA.

First edition. February 2, 2024.

Copyright © 2024 Publicaciones Alejandría.

ISBN: 979-8224070503

Written by Publicaciones Alejandría.

Also by Publicaciones Alejandría

Aprende a Administrar el Dinero: Educación Financiera desde Niños o Adolescentes. Cómo enseñar a tus hijos a Ahorrar, Gastar e Invertir de Forma Inteligente

Hipnosis Extrema de Pérdida de Peso Rápida para Mujeres: Aprende como Perder Peso con Hipnosis y Poder Mental

Madres Narcisistas: La Verdad sobre ser Hija de una Madre Narcisista y Cómo Superarlo. Una Guía para Sanar y Recuperarse tras el Abuso Narcisista.

Padres Narcisistas: El Desafío de Ser Hijo o Hija de un Padre Narcisista, y Cómo Superarlo. Una Guía para Sanar y Recuperarse Después del Abuso Encubierto

Table of Contents

Introducción

En el vasto espectro de las relaciones humanas, la conexión madre-hijo se alza como un cimiento, una red de apoyo emocional destinada a nutrir y florecer. Sin embargo, en el complicado entramado de estas relaciones, a veces se revela un fenómeno psicológico intrigante y desafiante: el narcisismo materno.

Pero, ¿qué significa realmente ser una madre narcisista? Simplificando la idea, nos referimos a aquellas madres cuyo foco principal parece ser su propia imagen y deseos, eclipsando, a menudo sin darse cuenta, las necesidades emocionales de sus propios hijos. Este libro busca ahondar en este fenómeno, arrojando luz sobre un rincón oscuro y poco explorado de la psicología materna.

Para comprender este complejo fenómeno, imaginemos un teatro emocional donde las madres narcisistas desempeñan el papel principal. En el escenario público, pueden proyectar una imagen impecable de maternidad, pero tras bambalinas, las máscaras se deslizan, revelando una complejidad de emociones y comportamientos. Estas madres son como actrices habilidosas que, con maestría, cambian de máscara según las circunstancias, dejando a sus hijos atrapados en una danza confusa de identidad.

En la infancia, un periodo crucial para la formación del ser, estas madres plantan semillas en el terreno fértil de la psique infantil. La sobrevaloración constante de la madre y la falta de validación para las experiencias individuales del niño pueden convertirse en una tormenta emocional que afecta la autoimagen y la autoestima del hijo.

Es fundamental reconocer que hablar del narcisismo materno no es un acto de rebeldía, sino un paso valiente hacia la comprensión y la sanación. Muchos que han crecido bajo la sombra de madres narcisistas llevan consigo cicatrices emocionales invisibles, marcadas por el deseo innato de ser vistos y validados. Romper el silencio en torno a estas experiencias dolorosas es el primer paso hacia la liberación emocional.

En este viaje de exploración, abordaremos las complejidades del narcisismo materno sin jergas complicadas ni términos psicológicos inaccesibles. Buscamos tender un puente entre la investigación especializada y la comprensión cotidiana, permitiendo que tanto aquellos familiarizados con la psicología como aquellos que no lo están, puedan sumergirse en la trama de este relato humano.

A lo largo de estas páginas, nos adentraremos en los ciclos de abuso emocional, exploraremos estrategias de enfrentamiento y reflexionaremos sobre la posibilidad de sanación y crecimiento. Este libro no solo es un intento de descifrar el enigma de las madres narcisistas, sino también un faro de esperanza para aquellos que buscan comprender, aceptar y, en última instancia, liberarse de las cadenas emocionales que pueden haber marcado su pasado.

En cada palabra escrita, aspiramos a proporcionar un mapa que guíe a los lectores a través de este terreno complejo y, al hacerlo, ofrecer un espacio donde la empatía y la comprensión puedan florecer. En última instancia, este libro es un testimonio de la fuerza humana, la resiliencia y la capacidad de encontrar la luz incluso en los lugares más oscuros de nuestras experiencias emocionales.

Capítulo 1: Madres Narcisistas

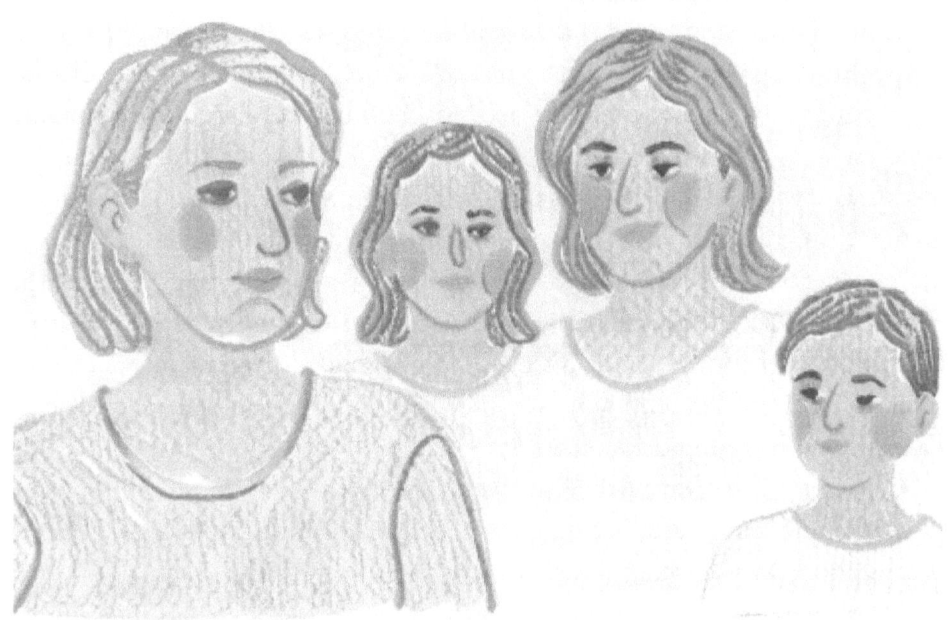

En este viaje de exploración psicológica, nos adentramos en un territorio emocional complejo: el mundo de las madres narcisistas. Para muchos, el término "narcisismo" evoca imágenes de vanidad y egocentrismo, pero en el contexto de la maternidad, este fenómeno toma una dimensión única y desafiante. En este primer capítulo, nos sumergiremos en las aguas turbulentas de las relaciones madre-hijo marcadas por el narcisismo, buscando comprender las raíces, los impactos y los misterios de este enigma emocional.

Imaginen, si pueden, el concepto de una madre cuyo universo gira intensamente alrededor de su propia imagen, sus deseos y sus logros. Esta madre, que podría ser una figura tan esencial en la vida de un niño, a menudo se encuentra atrapada en una danza complicada de necesidades emocionales no satisfechas. Así, nos adentramos en el terreno de las madres narcisistas, mujeres cuya forma de abordar la maternidad está marcada por una búsqueda constante de validación y atención.

1.1 Definición y características del narcisismo materno Principio del formulario

<u>Definición Simplificada del Narcisismo Materno</u>

En términos simples, el narcisismo materno se refiere a un patrón de comportamiento en el cual la madre centra su atención de manera desproporcionada en sí misma, sus necesidades y deseos, a menudo eclipsando las necesidades emocionales de sus propios hijos. Este enfoque excesivo en el yo puede manifestarse de diversas maneras en la dinámica madre-hijo y puede tener un impacto significativo en el desarrollo emocional de los hijos.

Imaginemos a una madre que ve a sus hijos a través del prisma de su propia existencia, evaluándolos según la medida de cómo reflejan su propia imagen y satisfacen sus necesidades emocionales. Esta madre puede buscar constantemente validación externa, buscando que sus hijos llenen el vacío emocional que quizás ella misma no haya podido colmar.

<u>Características Clave del Narcisismo Materno</u>

Ahora que hemos establecido una definición básica, exploremos algunas de las características clave que delinean el narcisismo materno.

1. **Sobrevaloración Constante:** Una madre narcisista puede sobrevalorar a sus hijos de manera aparentemente positiva. Sin embargo, esta sobrevaloración puede ser exagerada y condicional, vinculada a la capacidad del niño para satisfacer las necesidades emocionales de la madre. Los logros del niño se convierten en una extensión del ego materno, más que celebraciones individuales del crecimiento y éxito del niño.

2. **Falta de Empatía:** La empatía, esa capacidad de ponerse en el lugar del otro, a menudo se ve disminuida en una madre narcisista. Las experiencias y emociones de los hijos pueden ser minimizadas o ignoradas, ya que la atención de la madre está fuertemente centrada en sus propias preocupaciones y deseos.

3. **Máscaras Emocionales:** En el escenario público, la madre narcisista puede proyectar una imagen de maternidad impecable, recibiendo elogios y admiración

de quienes la rodean. Sin embargo, en la privacidad del hogar, las máscaras se deslizan, revelando la complejidad y a veces la oscuridad de los verdaderos sentimientos y comportamientos de la madre.

4. **Manipulación Emocional:** La manipulación emocional puede ser una herramienta común en el arsenal de una madre narcisista. Esto puede manifestarse a través de tácticas sutilmente coercitivas destinadas a controlar las emociones y acciones de los hijos para satisfacer las necesidades de la madre.

5. **Busca Constante de Validación:** La madre narcisista busca continuamente validación externa para mantener su autoimagen. Esta búsqueda puede extenderse a la relación con sus hijos, quienes a menudo se encuentran en el papel de proveedores de esa validación, generando una dinámica desigual en la relación.

6. **Expectativas Irrealistas:** Las expectativas de la madre narcisista pueden ser desmesuradas y poco realistas. Espera que sus hijos cumplan con estándares elevados y, al mismo tiempo, espera que esos logros reflejen positivamente en ella.

7. **Dificultad para Aceptar Críticas:** La crítica, incluso constructiva, puede ser mal recibida por una madre narcisista. La fragilidad de su autoimagen puede hacer que rechace cualquier sugerencia de que podría haber áreas de mejora en su enfoque maternal.

Entender estas características proporciona un marco para explorar las complejidades de las relaciones afectadas por el narcisismo materno. Cada una de estas facetas contribuye a una dinámica única que puede tener consecuencias significativas en el desarrollo emocional de los hijos.

Es esencial recordar que, aunque estas características delinean patrones de comportamiento observados en madres narcisistas, no todas las madres que exhiben algunas de estas características son automáticamente catalogadas como narcisistas. La complejidad de las relaciones humanas implica una variedad de factores, y cada situación es única.

1.2 Impacto en la vida de los hijos

A) Desarrollo Emocional y Autoestima

Uno de los impactos más significativos es la influencia en el desarrollo emocional de los hijos. Imagina un jardín emocional donde deberían florecer la autoestima y la seguridad en uno mismo. Con una madre narcisista, este jardín puede verse afectado por una sombra persistente. Los niños pueden crecer sintiendo que su valía está directamente vinculada a la capacidad de satisfacer las necesidades emocionales de su madre.

La autoestima, esa valoración interna de uno mismo, puede tambalear bajo el peso de las expectativas poco realistas y la falta de validación genuina. Los hijos pueden internalizar la idea de que nunca son lo suficientemente buenos, ya que la atención y el afecto de la madre narcisista se otorgan de manera condicional, basada en el cumplimiento de sus expectativas.

B) Relaciones Interpersonales

El impacto se extiende más allá de la relación madre-hijo, afectando la forma en que los hijos se relacionan con los demás. Crecer con una madre narcisista puede influir en la capacidad de establecer relaciones saludables y significativas. La falta de empatía y el enfoque centrado en uno mismo pueden dificultar que los hijos comprendan y se conecten emocionalmente con los demás.

La búsqueda constante de validación puede llevar a patrones de comportamiento en los que los hijos buscan aprobación externa de manera desmesurada, creando dinámicas interpersonales desequilibradas. Pueden volverse extremadamente sensibles a la crítica y tener dificultades para establecer límites saludables en sus relaciones.

C) Ansiedad y Depresión

El peso emocional de crecer con una madre narcisista puede dar lugar a problemas de salud mental, como la ansiedad y la depresión. La constante presión para cumplir con las expectativas poco realistas y la falta de apoyo emocional pueden generar niveles elevados de estrés. Los hijos pueden sentirse atrapados en un ciclo de búsqueda constante de aprobación, acompañado por la ansiedad de no poder cumplir con las expectativas maternas.

La falta de validación y reconocimiento de sus propias necesidades emocionales puede contribuir a sentimientos de tristeza y desesperanza. Los hijos pueden experimentar la sensación de que sus logros no son lo suficientemente buenos, independientemente del esfuerzo invertido, lo que puede alimentar la depresión.

D) Desarrollo de la Identidad

El proceso de formación de la identidad personal también se ve influenciado por la presencia de una madre narcisista. Los hijos pueden luchar por desarrollar una comprensión sólida y positiva de quiénes son realmente, ya que sus experiencias son eclipsadas por las necesidades y deseos de la madre.

En lugar de fomentar la exploración y la expresión individual, una madre narcisista puede imponer sus propias expectativas y deseos sobre sus hijos, limitando su capacidad para descubrir y abrazar su identidad única. Esto puede generar una sensación de confusión y desconexión con uno mismo.

E) Miedo al Abandono y Relaciones Codependientes

La dinámica con una madre narcisista puede sembrar semillas de miedo al abandono. Los hijos pueden aprender a temer la pérdida de la aprobación materna y, por ende, pueden desarrollar patrones de comportamiento codependientes. Esto puede manifestarse en la búsqueda constante de la aprobación de los demás, a menudo sacrificando las propias necesidades en el proceso.

La dependencia emocional puede convertirse en una estrategia de supervivencia, ya que los hijos aprenden a adaptarse a las demandas cambiantes de la madre narcisista para mantener un sentido ilusorio de conexión y seguridad.

1.3 Reconociendo patrones de comportamiento narcisista

Para aquellos que han crecido con una madre narcisista, reconocer los patrones de comportamiento específicos puede ser una tarea fundamental pero desafiante. No se trata solo de entender las características generales del narcisismo materno, sino de identificar cómo estas características se manifiestan en la vida cotidiana.

1. Necesidad Constante de Atención y Validación

Uno de los patrones más evidentes es la necesidad constante de atención y validación por parte de la madre. Imagina un escenario donde todas las conversaciones, decisiones y logros deben centrarse en ella. Si notas que tu madre siempre dirige la conversación hacia sí misma, busca constantemente elogios y necesita estar en el centro de atención, estos podrían ser indicios de una dinámica narcisista.

Este patrón puede ser especialmente evidente en situaciones en las que debería ser un momento especial para el hijo, como graduaciones, logros personales o eventos importantes. Si tu madre tiende a hacer estos momentos sobre ella, buscando elogios y minimizando tus logros, es posible que estés lidiando con una madre narcisista.

2. Falta de Empatía y Comprensión Emocional

La falta de empatía es otra característica clave. Intenta recordar situaciones en las que compartiste tus sentimientos o preocupaciones con tu madre. ¿Ella mostró comprensión genuina y apoyo emocional, o desvió la conversación hacia sus propias experiencias y emociones? Una madre narcisista a menudo encuentra difícil conectarse emocionalmente con los demás, ya que sus propias necesidades y emociones ocupan el primer plano.

Este patrón puede manifestarse de varias maneras, desde minimizar tus sentimientos hasta ignorar por completo tus experiencias emocionales. La falta de empatía puede crear un ambiente en el que te sientas incomprendido y desconectado emocionalmente de tu madre.

3. Manipulación Sutil para Obtener lo que Quiere

La manipulación sutil es una táctica común en el repertorio de una madre narcisista. Puede manifestarse en formas diversas, desde el uso de lágrimas para obtener simpatía hasta la aplicación de la culpa para que cumplas con sus expectativas. Si notas que tu madre tiene un talento para hacer que te sientas responsable de su felicidad o que utiliza tácticas manipuladoras para obtener lo que quiere, podrías estar lidiando con un comportamiento narcisista.

La manipulación también puede aparecer en forma de críticas disfrazadas de consejos bienintencionados. Una madre narcisista puede utilizar comentarios aparentemente constructivos para controlar sutilmente tus elecciones y acciones.

4. Enfado o Ira Frente a la Contradicción

Otro patrón a tener en cuenta es la reacción de tu madre ante la contradicción. Las madres narcisistas pueden tener dificultades para aceptar opiniones divergentes o críticas. Si notas que tu madre reacciona con enojo, irritación o incluso desprecio cuando no estás de acuerdo con ella, este podría ser un indicio de un patrón narcisista.

Este comportamiento puede hacer que te sientas cohibido para expresar tus propias opiniones, contribuyendo a una dinámica en la que tu madre dicta la narrativa y tú te ves obligado a conformarte con sus perspectivas.

5. Competencia Constante y Comparaciones Desfavorables

La madre narcisista a menudo ve a sus hijos como una extensión de sí misma. Si notas una competencia constante o comparaciones desfavorables entre tú y tus hermanos u otras personas, esto puede ser una señal clara. La madre narcisista puede percibir a sus hijos como una amenaza para su propia imagen, generando una dinámica en la que busca mantener el control y la superioridad.

Este patrón puede afectar significativamente tu autoestima y contribuir a la sensación de nunca ser lo suficientemente bueno, ya que las comparaciones desfavorables crean un estándar imposible de alcanzar.

6. Cambio de Actitud Frente a la Crítica Constructiva

Observa cómo tu madre reacciona ante la crítica constructiva. Una madre saludable puede aceptar comentarios destinados a mejorar la relación y abordar los problemas. Por otro lado, una madre narcisista puede rechazar cualquier sugerencia de mejora, interpretándola como un ataque personal.

Si notas que tu madre tiene dificultades para recibir críticas constructivas y siempre reacciona con defensas o negación, esto podría ser un indicativo de un patrón narcisista.

7. Uso de la Culpa como Herramienta de Control

La madre narcisista puede utilizar la culpa como una herramienta de control efectiva. Si sientes que tu madre tiene la capacidad de hacerte sentir responsable por su felicidad o que utiliza tácticas de culpabilización para obtener lo que quiere, estás observando un patrón narcisista.

Este comportamiento puede generar una sensación de obligación y responsabilidad emocional hacia tu madre, creando una dinámica en la que te sientes atrapado y obligado a satisfacer sus necesidades a expensas de las tuyas.

Reconocer estos patrones de comportamiento narcisista no es un ejercicio de señalar con el dedo, sino una herramienta para comprender las dinámicas subyacentes en la relación madre-hijo. Identificar estas señales puede ser el primer paso hacia la comprensión y, eventualmente, hacia la construcción de límites saludables y estrategias de afrontamiento efectivas.

Capítulo 2: Raíces del Narcisismo Materno

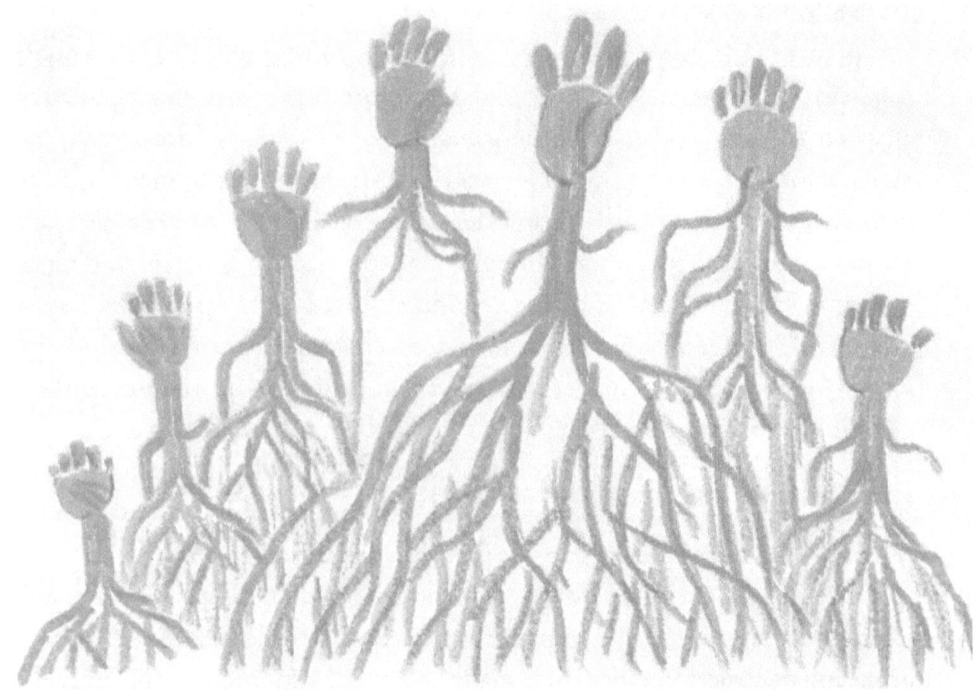

La comprensión de las raíces del narcisismo materno implica una mirada más allá de las manifestaciones superficiales del comportamiento. No se trata simplemente de identificar las características evidentes, sino de adentrarse en el terreno psicológico donde estas dinámicas se originan y toman forma. Al hacerlo, no solo iluminamos los factores que contribuyen al narcisismo materno, sino que también cultivamos una comprensión más profunda de las madres que exhiben estos patrones y cómo estas características afectan las relaciones con sus hijos.

El narcisismo materno, en su esencia, es una manifestación compleja de la psique humana, influenciada por una intersección de factores biológicos, psicológicos y ambientales. Explorar las raíces de este fenómeno implica considerar diversas perspectivas y examinar la interacción de estos factores en el desarrollo de la personalidad y las dinámicas parentales.

2.1 Factores psicológicos y ambientales

Para comprender verdaderamente las raíces del narcisismo materno, debemos adentrarnos en los intrincados matices de los factores psicológicos y ambientales que dan forma a esta compleja dinámica.

<u>Factores Psicológicos: Explorando las Profundidades de la Personalidad</u>

Desde una perspectiva psicológica, el narcisismo materno encuentra sus raíces en la complejidad de la personalidad y en cómo se desarrollan ciertos rasgos a lo largo del tiempo. Dos teorías psicológicas prominentes, la teoría psicoanalítica de Freud y la teoría del apego de Bowlby, ofrecen perspectivas valiosas sobre cómo los factores psicológicos contribuyen al narcisismo materno.

Según Freud, el narcisismo se origina en una fase temprana del desarrollo psicosexual, donde el niño experimenta placer centrado en sí mismo. Si esta fase no se completa de manera adecuada, el individuo puede desarrollar una orientación narcisista en la que la búsqueda de gratificación se centra en el yo. En el contexto del narcisismo materno, una madre que no facilita de manera adecuada la transición de su hijo hacia una orientación más externa puede contribuir a la formación de características narcisistas.

La teoría del apego de Bowlby, por otro lado, destaca la importancia de las relaciones tempranas, especialmente la relación entre la madre y el hijo, en la formación de la personalidad. Si la madre no puede proporcionar un ambiente de apego seguro y nutrición emocional, el niño puede desarrollar patrones de apego inseguro que, a su vez, contribuyen al desarrollo de características narcisistas.

<u>Factores Ambientales: El Papel del Entorno en la Formación del Narcisismo Materno</u>

En entornos que enfatizan de manera desproporcionada el rendimiento, la apariencia y la validación externa, los niños pueden internalizar estos valores y desarrollar una orientación narcisista. Si una madre valora en exceso el estatus social, el éxito material o la apariencia, estos valores pueden transmitirse a sus hijos, influyendo en su búsqueda de validación y reconocimiento.

Las dinámicas familiares y las interacciones sociales también juegan un papel crucial. Un niño que crece en un entorno donde la atención y la validación son escasas puede desarrollar estrategias de adaptación que se alinean con patrones narcisistas para buscar la atención que falta. En estas situaciones, el narcisismo puede surgir como una respuesta a la necesidad constante de sentirse valorado.

<u>Influencia del Estrés y el Trauma: Cómo Experiencias Difíciles Contribuyen al Narcisismo Materno</u>

El estrés y el trauma son factores que no deben subestimarse al explorar las raíces del narcisismo materno. Las experiencias traumáticas, ya sea en la infancia de la madre o a lo largo de su vida, pueden tener un impacto significativo en la forma en que aborda la maternidad.

El narcisismo puede convertirse en un mecanismo de defensa ante el estrés o el dolor emocional, creando una barrera que dificulta la conexión emocional con los hijos. En lugar de afrontar el dolor, la madre puede refugiarse en comportamientos narcisistas como una forma de protegerse emocionalmente.

<u>Influencias Culturales y Sociales: El Contexto más Amplio de la Formación del Narcisismo Materno</u>

El narcisismo materno también está influenciado por las normas culturales y sociales que rodean a una comunidad. Sociedades que sobrevaloran el individualismo, el éxito material y la competencia pueden fomentar la aparición de características narcisistas en la crianza.

Las expectativas culturales sobre el papel de la madre y las presiones para cumplir con estándares socialmente impuestos pueden contribuir a la formación del narcisismo materno. En un contexto en el que la validación externa se considera crucial, las madres pueden internalizar estas expectativas y transmitirlas a sus hijos.

Estos factores no existen en aislamiento; más bien, interactúan de maneras complejas y multifacéticas, creando el caldo de cultivo para el desarrollo de comportamientos narcisistas en la maternidad.

2.2 Herencia genética y su influencia

1. ¿Qué Significa Herencia Genética en el Contexto del Narcisismo Materno?

Cuando hablamos de herencia genética en el contexto del narcisismo materno, nos referimos a la transmisión de ciertos rasgos y predisposiciones a través de los genes de una generación a otra. Los genes son como instrucciones codificadas en nuestro ADN que influyen en diversos aspectos de nuestra personalidad, comportamiento y, sí, incluso en la forma en que las madres se relacionan con sus hijos.

Es crucial destacar desde el principio que la herencia genética no es un destino inmutable. No estamos atados de manera irrevocable a los rasgos heredados. Más bien, la interacción entre la genética y el entorno desempeña un papel fundamental en la expresión de estos rasgos. Por lo tanto, cuando hablamos de la influencia de la herencia genética en el narcisismo materno, estamos explorando cómo ciertos rasgos narcisistas pueden tener una base genética, pero también cómo estos rasgos se desarrollan y se expresan en el contexto de la crianza y las experiencias de vida.

2. Rasgos Genéticos Asociados con el Narcisismo Materno: ¿Qué Dice la Investigación?

La investigación en el campo de la psicología y la genética ha arrojado luz sobre ciertos rasgos y predisposiciones que pueden tener una conexión con el narcisismo materno. Sin embargo, es esencial abordar esto con la comprensión de que la genética no opera de manera sencilla y directa. La relación entre la genética y el comportamiento es compleja y multifacética.

Algunos estudios sugieren que la predisposición genética puede contribuir a la vulnerabilidad de desarrollar rasgos narcisistas. Estos rasgos pueden incluir una mayor necesidad de validación externa, una tendencia a buscar elogios y una orientación hacia el yo en la interacción social. Sin embargo, es crucial recordar que la expresión de estos rasgos puede estar fuertemente influenciada por la crianza y las experiencias de vida.

3. Cómo se Desarrolla la Interacción Genética y Ambiental: Un Baile Intrincado

La interacción entre los genes y el entorno es como un baile intrincado en el que cada uno influye en el otro de manera constante. En el caso del narcisismo materno, los genes pueden establecer ciertas predisposiciones, pero es el entorno el que activa, modula y da forma a la expresión de estos rasgos.

Imagine los genes como un conjunto de instrucciones. Estas instrucciones pueden estar presentes en nuestro ADN desde el nacimiento, pero su activación y expresión dependen en gran medida de las experiencias de vida y las interacciones ambientales. Una madre con predisposiciones genéticas hacia rasgos narcisistas puede o no desarrollar estos rasgos en función de su entorno y experiencias de crianza.

4. El Papel de la Crianza y las Experiencias de Vida: Modelando el Narcisismo Materno

La crianza y las experiencias de vida son como escultores que dan forma a la expresión de los rasgos genéticos. Una madre con predisposiciones genéticas hacia el narcisismo puede manifestar o mitigar estos rasgos según la calidad de su relación con sus propios padres, su entorno social y las experiencias de vida que ha atravesado.

Por ejemplo, una madre que ha experimentado una crianza afectiva y ha desarrollado habilidades para manejar el estrés puede ser menos propensa a expresar rasgos narcisistas, incluso si tiene predisposiciones genéticas hacia ellos. Por otro lado, una madre con las mismas predisposiciones genéticas, pero que ha enfrentado experiencias de vida traumáticas o carencias emocionales, puede manifestar más pronunciadamente estos rasgos narcisistas.

5. La Importancia de la Conciencia y la Autoexploración

La herencia genética en el contexto del narcisismo materno nos insta a reflexionar sobre la importancia de la conciencia y la autoexploración. Ser conscientes de nuestras propias predisposiciones genéticas y estar abiertos a la exploración de nuestras experiencias de vida pueden ser pasos cruciales hacia la comprensión de cómo influyen en nuestra forma de relacionarnos con nuestros hijos.

La autoexploración también nos permite ser agentes activos en la modelación de nuestras propias interacciones parentales. Reconocer patrones heredados y trabajar conscientemente para cambiar aquellos que pueden no ser saludables es un acto poderoso de autodeterminación.

2.3 Desarrollo de la personalidad narcisista en la madre

A) Infancia y Primera Infancia: Las Semillas Iniciales de la Personalidad

El desarrollo de la personalidad comienza en las etapas más tempranas de la vida. Durante la infancia y la primera infancia, la madre experimenta una interacción crucial con su entorno y sus cuidadores. La calidad de estas interacciones influye en la formación de su personalidad y establece las bases para las dinámicas parentales futuras.

Si la madre experimenta cuidado afectivo, apoyo emocional y una relación segura con sus propios padres, es más probable que desarrolle una personalidad equilibrada y empática. Sin embargo, si estas experiencias son deficientes o traumáticas, pueden surgir mecanismos de defensa, incluidos los rasgos narcisistas.

B) Adolescencia: La Búsqueda de Identidad y Validación

La adolescencia marca una fase crucial en el desarrollo de la personalidad. Durante este período, la madre busca su identidad y se esfuerza por obtener validación externa. Si las necesidades emocionales no se satisfacen de manera adecuada durante la adolescencia, pueden surgir patrones narcisistas como una estrategia para obtener la atención y la validación que pueden haber estado ausentes.

La presión social y cultural también juega un papel importante durante la adolescencia. Si la madre vive en un entorno que sobrevalora el éxito material, la apariencia o el estatus social, puede internalizar estos valores y desarrollar una orientación narcisista en busca de cumplir con estas expectativas.

C) Transición a la Maternidad: La Influencia de la Experiencia Parental Previa

La transición a la maternidad es un período crucial que puede intensificar o mitigar los rasgos narcisistas de una madre. Las experiencias parentales previas, especialmente la relación con su propia madre, tienen un impacto significativo. Si la madre experimentó una crianza afectuosa y modelos parentales saludables, es más probable que adopte patrones de crianza similares.

Sin embargo, si las experiencias parentales anteriores fueron desafiantes o carecieron de apoyo emocional, la madre puede enfrentar dificultades para establecer conexiones emocionales sólidas con sus propios hijos. Aquí es donde los rasgos narcisistas pueden manifestarse, ya que la madre puede centrarse más en sus propias necesidades y deseos que en las necesidades de sus hijos.

D) Factores Estresantes y Traumáticos: Desencadenantes del Narcisismo Materno

Los factores estresantes y traumáticos pueden actuar como desencadenantes significativos en el desarrollo de la personalidad narcisista en una madre. Experiencias como la pérdida de un ser querido, problemas financieros, divorcios u otros eventos estresantes pueden desencadenar la activación de mecanismos de defensa narcisistas como una forma de enfrentar el dolor emocional.

La madre puede volcarse hacia sí misma en busca de consuelo, descuidando las necesidades emocionales de sus hijos. Este comportamiento puede intensificarse si la madre carece de habilidades para manejar el estrés de manera saludable.

E) Interacción Continua con el Entorno: Retroalimentación de Rasgos Narcisistas

A lo largo de la vida, la interacción continua con el entorno sigue influyendo en el desarrollo de la personalidad narcisista en la madre. Las experiencias de crianza, las relaciones personales y profesionales, y las interacciones sociales siguen siendo factores formativos. Si la madre experimenta continuamente situaciones que refuerzan la importancia de sus propias necesidades sobre las de los demás, los rasgos narcisistas pueden persistir y fortalecerse.

Capítulo 3: Efectos en la Infancia

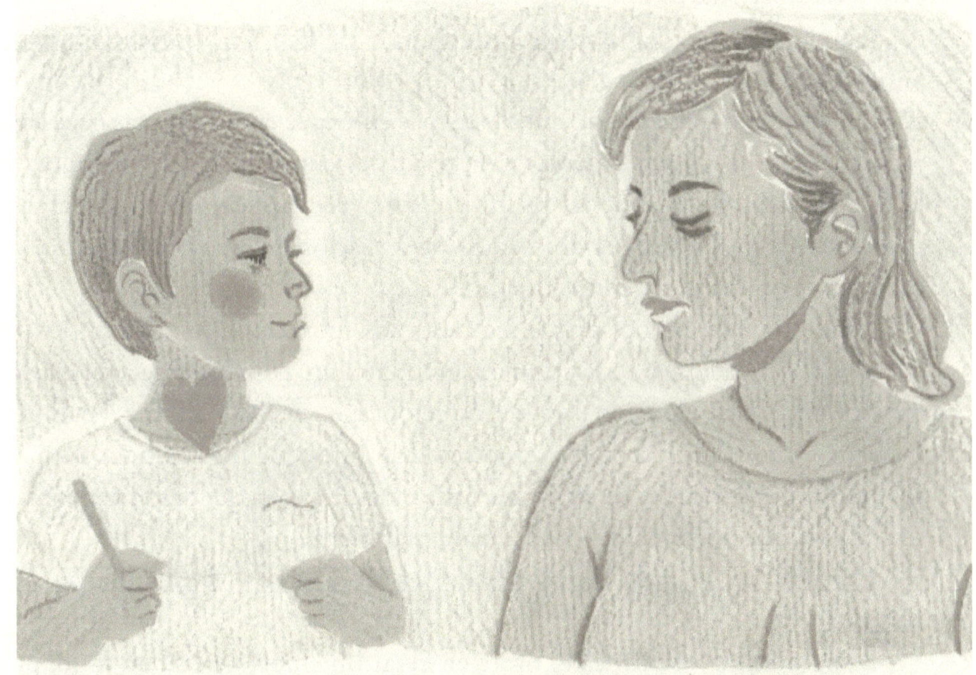

Las madres desempeñan un papel central en la vida de sus hijos, modelando no solo la forma en que perciben el mundo, sino también cómo se perciben a sí mismos. En este capítulo apreciaremos las huellas emocionales dejadas por el narcisismo materno, explorando cómo estas experiencias tempranas pueden influir en el desarrollo emocional, social y psicológico de los hijos. Desde la infancia hasta la adolescencia, desentrañaremos las complejidades de las relaciones madre-hijo marcadas por el narcisismo, buscando comprender no solo el qué, sino también el cómo, de estos efectos duraderos. A través de este análisis, aspiramos a arrojar luz sobre los desafíos y las posibilidades de sanación, forjando un camino hacia relaciones más saludables y equitativas.

3.1 Cómo afecta el narcisismo al desarrollo emocional de los hijos

El impacto del narcisismo materno en el desarrollo emocional de los hijos es un territorio complejo y delicado que merece una exploración detallada. En esta sección, nos adentramos en las sombras de la validación emocional, examinando cómo la presencia de una madre con tendencias narcisistas puede dejar una marca profunda en el mundo interno de sus hijos.

Carencias en la Validación Emocional: El Eco de las Necesidades No Satisfechas

Una madre narcisista a menudo está más enfocada en sus propias necesidades y deseos que en los sentimientos y necesidades emocionales de sus hijos. Esta falta de validación emocional puede crear un eco persistente en el desarrollo emocional de los hijos, dejándolos con una sensación de invisibilidad y una lucha constante por obtener reconocimiento.

Desde las expresiones de alegría hasta los momentos de tristeza, los hijos buscan la validación de sus emociones como un componente esencial para construir una base emocional sólida. Sin embargo, en el contexto del narcisismo materno, esta validación puede ser escasa. Los hijos pueden aprender a suprimir sus emociones o a dudar de su propia valía emocional, ya que sus experiencias no son validadas ni reconocidas por la madre narcisista.

Impacto en la Autoestima: Semillas de Duda y Desconfianza en Sí Mismos

La autoestima, ese delicado brote en el jardín emocional de un niño, puede verse afectada de manera significativa por la falta de validación emocional. La madre narcisista, centrada en su propio mundo, puede dejar a sus hijos con semillas de duda y desconfianza en sí mismos.

La constante búsqueda de validación que caracteriza a la infancia y la adolescencia puede convertirse en un camino espinoso cuando la madre narcisista no ofrece el apoyo emocional necesario. Los hijos pueden empezar a cuestionar su valía y a buscar incansablemente la aprobación externa, ya que la validación interna ha sido mermada por la carencia emocional en su relación con la madre.

Dificultades en el Manejo de Emociones: La Ausencia de Modelos Adecuados

La madre no solo es una figura de afecto, sino también un modelo crucial para el manejo y la expresión saludable de las emociones. En el caso del narcisismo materno, los hijos pueden enfrentar dificultades en el desarrollo de habilidades emocionales adecuadas.

La madre narcisista, enfocada en sus propias necesidades, puede no proporcionar un ejemplo sólido de cómo manejar las emociones de manera constructiva. Esto puede resultar en hijos que luchan por entender y expresar sus propios sentimientos, enfrentándose a desafíos en la regulación emocional y la construcción de relaciones saludables en el futuro.

Formación de Vínculos Emocionales Frágiles: La Sombra de la Conexión Interrumpida

El desarrollo emocional saludable se construye sobre la base de conexiones afectivas sólidas. La madre narcisista, sin embargo, puede contribuir a la formación de vínculos emocionales frágiles y distantes con sus hijos. La falta de conexión emocional puede llevar a una sensación de soledad y a la búsqueda constante de afecto y validación en otras relaciones.

Los hijos pueden experimentar dificultades para establecer relaciones emocionales seguras y satisfactorias, ya que la madre narcisista puede no haber proporcionado el modelo de conexión emocional necesaria durante la infancia. La sombra de la conexión interrumpida puede perseguir a los hijos en su vida adulta, afectando la calidad de sus relaciones y su capacidad para formar lazos emocionales fuertes.

3.2 Relaciones familiares y dinámicas disfuncionales

Las relaciones familiares son el tejido que compone el entramado de nuestras vidas, y cuando la sombra del narcisismo materno se cierne sobre ellas, las dinámicas pueden volverse complejas y, en muchos casos, disfuncionales. En este segmento, veremos las sombras de la desconexión que pueden teñir las relaciones familiares cuando una madre exhibe tendencias narcisistas.

1. Competencia en Lugar de Colaboración: La Carrera por la Validación

En familias afectadas por el narcisismo materno, la colaboración puede dar paso a la competencia, y la validación externa se convierte en un recurso codiciado. Los hijos pueden sentir que deben competir entre sí para obtener la atención y la aprobación de la madre narcisista, creando dinámicas de rivalidad en lugar de apoyo mutuo.

Esta competencia puede sembrar semillas de discordia entre los hermanos, generando tensiones que persisten a lo largo de la vida. La sombra de la rivalidad puede oscurecer las relaciones familiares, dificultando la construcción de vínculos sólidos y saludables entre los hermanos.

2. El Papel del Chivo Expiatorio y el Favorito: Dinámicas Tóxicas en la Familia Narcisista

En algunas familias con una madre narcisista, pueden surgir dinámicas tóxicas, como el papel del chivo expiatorio y el favorito. La madre narcisista puede proyectar sus propias frustraciones y deseos no cumplidos en uno de los hijos, designándolo como el chivo expiatorio, mientras eleva a otro como el favorito.

Esta dinámica crea tensiones y desequilibrios en las relaciones familiares. El chivo expiatorio puede sentirse constantemente señalado y menospreciado, mientras que el favorito puede experimentar una presión abrumadora para cumplir con las expectativas de la madre. Las sombras de estas dinámicas pueden perdurar en la vida adulta, afectando la autoestima y las relaciones de los hijos.

3. Falta de Apoyo en la Autonomía: El Peso de las Expectativas No Realistas

En un entorno narcisista, la madre puede tener expectativas poco realistas sobre el papel y los logros de sus hijos. Puede ser difícil para los hijos encontrar apoyo en la autonomía y la toma de decisiones, ya que la madre narcisista puede imponer sus propias aspiraciones y deseos sin considerar las necesidades individuales.

Esta falta de apoyo en el desarrollo de la autonomía puede tener consecuencias a largo plazo. Los hijos pueden enfrentar dificultades para tomar decisiones independientes, experimentando una sensación de falta de control sobre sus propias vidas. Las sombras de estas dinámicas disfuncionales pueden proyectarse en las relaciones personales y profesionales de los hijos.

4. Desafíos en la Construcción de Relaciones Saludables: La Sombra de la Desconfianza y la Intimidad Rota

Las relaciones familiares narcisistas pueden sembrar las semillas de la desconfianza y la intimidad rota en los hijos. La falta de validación emocional y el enfoque en las necesidades de la madre pueden dificultar el establecimiento de relaciones saludables y significativas en la vida adulta.

Los hijos pueden experimentar dificultades para confiar en los demás y para formar conexiones emocionales profundas, ya que las experiencias familiares previas han dejado cicatrices en su capacidad para confiar y compartir de manera abierta.

5. Sanando las Dinámicas Familiares: Estrategias para Reconstruir Conexiones

A pesar de las sombras de las dinámicas disfuncionales, la sanación y la reconstrucción de conexiones familiares son posibles. En las secciones siguientes de este capítulo, exploraremos estrategias específicas diseñadas para abordar las dinámicas disfuncionales y fomentar relaciones más saludables.

Desde establecer límites saludables hasta fomentar la comunicación abierta, estas estrategias están diseñadas para ayudar a los hijos a navegar por las sombras de las relaciones familiares narcisistas y construir un terreno más sólido para conexiones significativas y equitativas en el futuro.

3.3 El papel del narcisismo en la formación de la autoestima infantil

La autoestima infantil es un delicado brote que se nutre de las interacciones, el apoyo y la validación emocional que los niños reciben de sus padres. En el contexto del narcisismo materno, el espejo en el que los hijos buscan reflejarse puede estar empañado.

A) Validación Condicionada: El Desafío de Ser "Buenos" para Ser Amados

En familias afectadas por el narcisismo materno, la validación emocional puede volverse condicionada al cumplimiento de ciertos estándares. Los hijos pueden sentir que su valía y amor están directamente vinculados a su capacidad para cumplir con las expectativas y necesidades de la madre narcisista.

Este condicionamiento puede tener un impacto profundo en la formación de la autoestima. Los niños pueden internalizar la creencia de que solo son dignos de amor y aprecio cuando cumplen con las demandas de la madre, creando una base frágil para su autoconcepto.

B) El Espejo Roto: Distorsiones en la Percepción de Sí Mismos

La autoestima se nutre de la imagen que los niños tienen de sí mismos, pero en el entorno narcisista, este espejo puede fracturarse. La falta de validación y apoyo emocional puede llevar a distorsiones en la percepción de sí mismos, donde los niños pueden ver reflejadas expectativas irreales y autoevaluaciones negativas.

La madre narcisista, al centrarse en sus propias necesidades, puede no proporcionar el espejo claro y positivo que los niños necesitan para construir una autoimagen saludable. En cambio, los hijos pueden ver reflejadas críticas y expectativas poco realistas, generando dudas sobre su valía y habilidades.

C) El Peso de las Comparaciones: Ser el Espejo de los Deseos No Cumplidos de la Madre

En un entorno narcisista, los hijos pueden convertirse en el reflejo de los deseos no cumplidos de la madre. La madre narcisista puede proyectar sus propias aspiraciones y expectativas en sus hijos, comparándolos con un estándar idealizado que puede ser inalcanzable.

Esta comparación constante puede tener un impacto devastador en la autoestima de los hijos. Pueden sentir que nunca cumplen con las expectativas de la madre, lo que lleva a una autoevaluación negativa y a la creencia de que nunca serán lo suficientemente buenos.

D) Impacto en la Resiliencia Emocional: La Sombra de la Vulnerabilidad

La autoestima infantil también está entrelazada con la resiliencia emocional, la capacidad de enfrentar desafíos y superar adversidades. En un entorno narcisista, la falta de apoyo emocional puede debilitar la resiliencia de los hijos.

La constante necesidad de cumplir con las expectativas de la madre narcisista puede llevar a una sensación de vulnerabilidad y miedo al fracaso. Los niños pueden enfrentar dificultades para desarrollar la resiliencia necesaria para enfrentar los desafíos de la vida, ya que han sido condicionados a buscar la validación externa como medida de su valía.

Capítulo 4: Ciclos de Abuso Emocional del libro madres narcisistas

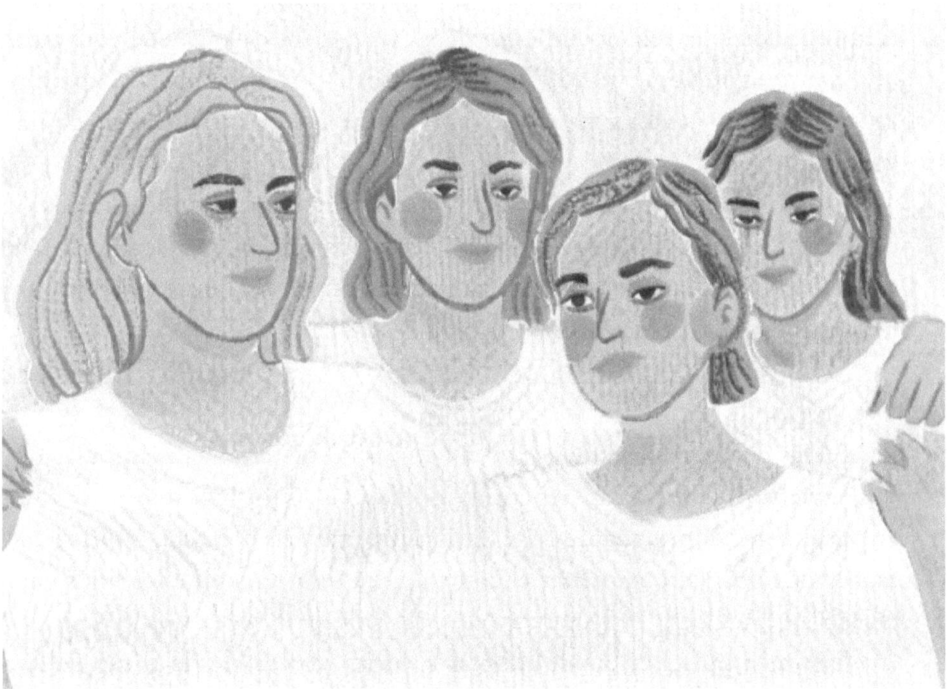

En este Capítulo observaremos como el comportamiento narcisista se revela en las olas de la manipulación y el dolor silencioso que impactan a los hijos. Exploraremos cómo estos ciclos de abuso emocional se entrelazan en las relaciones madre-hijo, dejando cicatrices invisibles pero profundas en el tejido de la psique infantil. A medida que navegamos por estas aguas turbulentas, buscaremos comprender la naturaleza de estos ciclos, sus efectos duraderos y las estrategias para romper el ciclo y fomentar la sanación.

4.1 Patrones repetitivos en las interacciones madre-

hijo

En las relaciones afectadas por el narcisismo materno, los patrones repetitivos en las interacciones madre-hijo se asemejan a olas que, en lugar de disiparse, persisten, formando ciclos incesantes que afectan profundamente a los hijos.

<u>La Búsqueda Perpetua de Validación: Un Eco Constante</u>

En el corazón de muchos patrones repetitivos está la búsqueda perpetua de validación por parte de los hijos. La madre narcisista, centrada en sus propias necesidades, puede establecer un ciclo donde los hijos buscan constantemente la aprobación y el reconocimiento de su valía. Este ciclo puede convertirse en una danza agotadora, ya que los hijos buscan desesperadamente cumplir con las expectativas cambiantes de la madre para obtener incluso un destello de validación.

Estas interacciones pueden crear un patrón repetitivo donde los hijos sienten que nunca están a la altura, lo que a su vez refuerza la búsqueda constante de validación. El ciclo de buscar, no encontrar y buscar de nuevo puede dejar a los hijos emocionalmente exhaustos y con una sensación de falta de valía.

<u>Manipulación Sutil: Cuando las Olas se Convierten en Torbellinos de Confusión</u>

En las relaciones afectadas por el narcisismo materno, la manipulación sutil se convierte en un patrón repetitivo que teje un hilo invisible pero poderoso en las interacciones madre-hijo. La madre narcisista puede utilizar tácticas manipuladoras para mantener el control y asegurarse de que los hijos cumplan con sus necesidades y expectativas.

Esta manipulación puede adoptar diversas formas, desde el uso de la culpa hasta la creación de un ambiente donde los hijos sientan que deben adivinar constantemente las necesidades cambiantes de la madre. Los hijos pueden encontrarse atrapados en un ciclo de confusión y duda, ya que las expectativas no se comunican claramente, y cualquier desviación puede desencadenar reacciones emocionales intensas por parte de la madre.

<u>Ciclos de Desvalorización: Cuando las Olas se Convierten en Tormentas de Autoestima Fragmentada</u>

Los ciclos de desvalorización son una característica distintiva en las interacciones madre-hijo en el contexto del narcisismo materno. La madre narcisista puede establecer un patrón donde, de manera consistente, desvaloriza los logros y la valía de los hijos. Este ciclo puede tener un impacto devastador en la autoestima de los hijos, creando un ambiente donde nunca se sienten lo suficientemente buenos.

La desvalorización constante puede llevar a los hijos a internalizar un sentido de falta de valía y a cuestionar constantemente sus propias habilidades y logros. Este patrón repetitivo puede dejar cicatrices profundas en la psique, afectando la percepción que los hijos tienen de sí mismos a lo largo de la vida.

Expectativas Irrealistas: Ciclos de Perfeccionismo Inalcanzable

En las relaciones afectadas por el narcisismo materno, los ciclos de expectativas irrealistas se convierten en un patrón repetitivo que puede ahogar la autoestima y la autoaceptación de los hijos. La madre narcisista puede establecer estándares imposiblemente altos, creando un ciclo constante de esfuerzos incesantes por cumplir con expectativas inalcanzables.

Este patrón repetitivo puede llevar a una sensación persistente de no estar a la altura y generar ansiedad constante por no cumplir con las expectativas de la madre. Los hijos pueden sentir que nunca pueden ser lo suficientemente perfectos, lo que puede afectar negativamente su autoconcepto y su capacidad para establecer límites saludables en futuras relaciones.

Rompiendo los Ciclos: Estrategias para Abordar Patrones Repetitivos

A pesar de la persistencia de estos patrones repetitivos en las interacciones madre-hijo, es crucial destacar que existe la posibilidad de romper estos ciclos y fomentar la sanación. En las secciones siguientes de este capítulo, exploraremos estrategias específicas diseñadas para abordar y modificar estos patrones repetitivos.

Desde establecer límites saludables hasta fomentar la comunicación abierta, estas estrategias están diseñadas para empoderar a los hijos y ayudarlos a liberarse de los ciclos de manipulación y desvalorización. Al desentrañar los patrones repetitivos, aspiramos a abrir un camino hacia relaciones más saludables y equitativas.

4.2 Abuso psicológico y manipulación emocional

Dentro de las relaciones afectadas por el narcisismo materno, el abuso psicológico y la manipulación emocional pueden eclipsar la salud mental y emocional de los hijos. Exploramos las intrincadas formas en que estos patrones de abuso se manifiestan, creando un entorno donde las heridas emocionales son profundas aunque invisibles, y donde el dolor se entrelaza con la realidad cotidiana de los hijos.

1. El Juego de Poder: Manipulación para Mantener el Control

La madre narcisista a menudo utiliza tácticas de manipulación para mantener el control en la dinámica madre-hijo. Este juego de poder puede manifestarse de diversas maneras, desde la manipulación emocional sutil hasta la creación de situaciones donde los hijos sientan que deben cumplir con las expectativas cambiantes de la madre para evitar consecuencias negativas.

La manipulación puede crear un ciclo insidioso donde los hijos se encuentran atrapados en la búsqueda constante de agradar a la madre y evitar conflictos. Este patrón puede dejar a los hijos sintiéndose impotentes y atrapados en un ciclo emocional agotador.

2. Desgaste de la Autoestima: Estrategias para Minar la Confianza de los Hijos

El abuso psicológico a menudo incluye estrategias destinadas a minar la autoestima de los hijos. La madre narcisista puede utilizar comentarios críticos, desvalorización constante y comparaciones desfavorables para erosionar la confianza en sí mismos de los hijos.

Estos ataques sutiles pero persistentes pueden tener un impacto significativo en la autoestima y la autoimagen de los hijos. La repetición constante de mensajes negativos puede llevar a los hijos a internalizar una percepción distorsionada de sí mismos, afectando negativamente su bienestar emocional a lo largo del tiempo.

3. Juegos Mentales: Creando Confusión y Dudas Constantes

La manipulación emocional a menudo implica juegos mentales diseñados para crear confusión y dudas constantes en la mente de los hijos. La madre narcisista puede cambiar constantemente las reglas del juego, creando un entorno donde los hijos sientan que nunca pueden predecir las reacciones y expectativas de la madre.

Este patrón de juegos mentales puede dejar a los hijos sintiéndose constantemente inseguros y ansiosos. La falta de claridad y la ambigüedad en las interacciones pueden generar una sensación persistente de estar en guardia, contribuyendo al desgaste emocional y psicológico.

4. Aislamiento Emocional: La Manipulación que Rompe los Vínculos

La madre narcisista a menudo utiliza la manipulación emocional para aislar a los hijos emocionalmente. Puede crear un entorno donde los hijos sientan que compartir sus emociones y experiencias es peligroso o no está permitido. La manipulación puede generar un manto de silencio emocional, donde los hijos temen expresar sus verdaderos sentimientos.

El aislamiento emocional puede tener consecuencias duraderas en las relaciones de los hijos, ya que pueden enfrentar dificultades para establecer conexiones emocionales saludables en la vida adulta. La sombra de la manipulación que rompe los vínculos puede persistir, afectando la capacidad de los hijos para confiar y compartir en futuras relaciones.

4.3 Consecuencias a largo plazo para los hijos adultos

A) Heridas Emocionales Duraderas: El Peso de la Infancia Marcada por el Narcisismo

Las heridas emocionales infligidas durante la infancia bajo el influjo del narcisismo materno no se desvanecen con la edad. En la vida adulta, los hijos pueden cargar el peso de estas heridas, manifestándose como dificultades en la regulación emocional, baja autoestima y una sensación persistente de no ser lo suficientemente dignos.

Las sombras de la infancia marcada por el narcisismo pueden proyectarse en la calidad de las relaciones, el desempeño laboral y la capacidad para enfrentar los desafíos de la vida. Los hijos adultos pueden encontrarse lidiando con ciclos repetitivos de autoevaluación negativa y autoexigencia, derivados de las experiencias infantiles enraizadas en el narcisismo materno.

B) Dificultades en las Relaciones Interpersonales: Sombras que Oscurecen la Conexión Humana

Las relaciones interpersonales para los hijos adultos de madres narcisistas pueden ser un terreno desafiante y complejo. Las sombras del narcisismo materno pueden afectar la capacidad para confiar, establecer límites saludables y experimentar la intimidad de manera plena.

La lucha por construir conexiones emocionales sólidas puede ser una constante en la vida de los hijos adultos. Las sombras del narcisismo materno pueden proyectarse en sus interacciones, generando dificultades para formar relaciones auténticas y satisfactorias. La sensación de vulnerabilidad y la búsqueda constante de validación pueden influir en la capacidad para establecer conexiones significativas.

C) Desafíos en el Desarrollo Profesional y Personal: Sombras que Permean la Trayectoria de Vida

Las sombras del narcisismo materno también pueden permean la trayectoria de vida profesional y personal de los hijos adultos. Las dificultades en la construcción de una identidad sólida y la persistente búsqueda de validación pueden afectar el desarrollo profesional y las metas personales.

Los hijos adultos pueden enfrentarse a desafíos en la toma de decisiones autónoma y en la construcción de una vida que refleje sus verdaderos deseos y valores. Las sombras del narcisismo materno pueden actuar como obstáculos, generando dudas y autocuestionamientos en la búsqueda de la autorrealización.

D) Autoexigencia Implacable: El Eco del Perfeccionismo Inalcanzable

El perfeccionismo inalcanzable inculcado durante la infancia bajo el narcisismo materno puede persistir en la vida adulta. Los hijos adultos pueden encontrarse atrapados en un ciclo de autoexigencia implacable, donde cualquier desviación de los estándares irracionales puede desencadenar sentimientos de insuficiencia.

Esta autoexigencia puede afectar la salud mental y emocional de los hijos adultos, generando ansiedad, estrés y una constante sensación de no estar a la altura. Las sombras del perfeccionismo inculcado durante la infancia pueden proyectarse en todas las áreas de la vida, desde las relaciones personales hasta el desempeño laboral.

Capítulo 5: Estrategias de Enfrentamiento

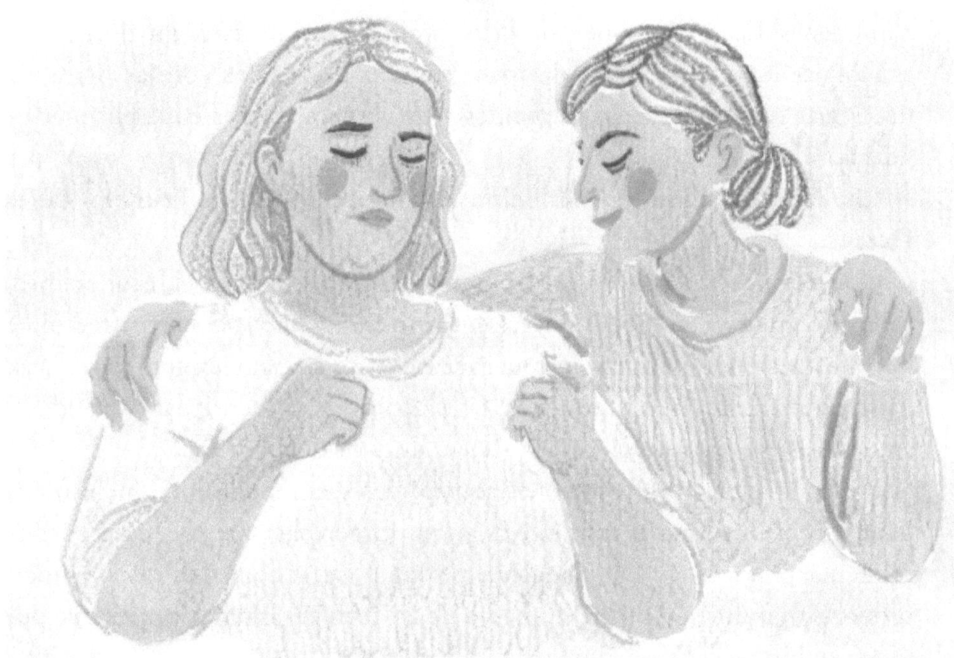

En el quinto capítulo de nuestro viaje a través del complejo paisaje del narcisismo materno, incursionaremos en las estrategias de enfrentamiento. Este capítulo es un faro de guía, una brújula para aquellos que han navegado las aguas tormentosas de tener una madre narcisista. Aquí, exploraremos estrategias específicas diseñadas para ayudar a los hijos a confrontar, manejar y, en última instancia, sanar de las secuelas del narcisismo materno.

Las estrategias de enfrentamiento no solo son un medio para sobrevivir a las tormentas del narcisismo materno, sino también para florecer a pesar de ellas. Al explorar este capítulo, los hijos encontrarán herramientas para reclamar su poder, establecer límites que protejan su bienestar emocional y construir una base sólida para relaciones saludables y auténticas. Es hora de armar a aquellos que han experimentado las sombras del narcisismo materno con las estrategias que los ayudarán a navegar y conquistar las aguas tormentosas hacia la sanación y el crecimiento personal.

5.1 Desarrollando habilidades de afrontamiento

Enfrentarse a las complejidades del narcisismo materno es una tarea monumental que requiere no solo comprensión, sino también un conjunto robusto de habilidades de afrontamiento. Este capítulo es un faro guía que ilumina estrategias específicas diseñadas para equipar a los hijos con las herramientas necesarias para navegar las tormentas y mantenerse firmes en la búsqueda de la sanación.

1. Identificación y Validación de Emociones: La Primera Línea de Defensa

Desarrollar habilidades de afrontamiento comienza con el reconocimiento y validación de las emociones. En un entorno afectado por el narcisismo materno, los hijos a menudo enfrentan una avalancha de emociones complejas, desde la frustración hasta la tristeza y la ira. Aprender a identificar y validar estas emociones es como establecer la primera línea de defensa.

Reconocer que las emociones son válidas y comprensibles, incluso cuando parecen abrumadoras o conflictivas, es el primer paso hacia la construcción de resiliencia emocional. La validación personal actúa como un ancla emocional, proporcionando estabilidad en medio de las tormentas emocionales que pueden surgir en interacciones con una madre narcisista.

2. Establecimiento de Límites Saludables: Protegiendo el Bienestar Emocional

Una de las habilidades de afrontamiento más esenciales en el contexto del narcisismo materno es el establecimiento de límites saludables. Esto implica definir claramente lo que es aceptable y lo que no lo es en las interacciones con la madre narcisista. Establecer límites no es un acto de confrontación, sino una forma de proteger el bienestar emocional.

Estos límites pueden incluir comunicar de manera efectiva las necesidades personales, establecer expectativas realistas y, cuando sea necesario, distanciarse temporal o permanentemente de interacciones que sean tóxicas. Desarrollar la habilidad de establecer límites saludables es como anclar una embarcación en aguas turbulentas, proporcionando estabilidad y protección.

3. Fomento de la Autoafirmación: Construyendo una Fortaleza Interna

La autoafirmación es una herramienta poderosa en el arsenal de habilidades de afrontamiento. En un entorno narcisista, donde la validación externa puede ser escasa, aprender a afirmarse internamente se convierte en un pilar fundamental para la salud mental y emocional.

Fomentar la autoafirmación implica reconocer y apreciar los propios logros, cualidades y valía. Los hijos pueden cultivar una fortaleza interna que actúe como un escudo contra la invalidación externa. Esto incluye desafiar las voces internas críticas que pueden haber sido internalizadas durante la infancia y reemplazarlas con mensajes de autoafirmación y autoamor.

4. Desarrollo de la Resiliencia Emocional: Aprendiendo de las Tormentas

La resiliencia emocional es la capacidad de recuperarse de las adversidades y aprender de las experiencias difíciles. Desarrollar esta habilidad implica ver las tormentas emocionales como oportunidades para crecer y fortalecerse en lugar de debilitarse.

Los hijos pueden aprender a procesar y manejar el dolor emocional, cultivando una mentalidad resiliente que los ayuda a enfrentar los desafíos con fortaleza. La resiliencia emocional actúa como un timón que permite a los hijos navegar las aguas tormentosas sin perder de vista su capacidad para recuperarse y crecer a pesar de las dificultades.

5. Búsqueda de Apoyo Externo: Redefiniendo el Equipo de Navegación

Desarrollar habilidades de afrontamiento no implica enfrentar las tormentas en solitario. La búsqueda de apoyo externo es una estrategia vital. Esto puede incluir la participación en terapia, ya sea individual o grupal, o la conexión con amigos y seres queridos que puedan proporcionar un apoyo sólido.

Construir un equipo de apoyo externo es como fortalecer el casco de un barco, proporcionando estabilidad y resistencia adicional. Compartir experiencias con otros que han navegado aguas similares puede ser reconfortante y proporcionar perspectivas valiosas.

5.2 Estableciendo límites saludables

Establecer límites saludables emerge como una herramienta fundamental para proteger el bienestar emocional. Esta habilidad es como erigir una fortaleza emocional que resguarda contra las mareas tumultuosas de la manipulación y la invalidación.

<u>La Fundación de una Relación Saludable: Límites en la Dinámica Madre-Hijo</u>

Los límites saludables son los cimientos sobre los cuales se construyen relaciones emocionalmente equilibradas. En el contexto de la dinámica madre-hijo, establecer límites implica definir claramente qué comportamientos y interacciones son aceptables y cuáles no lo son. Es un acto de autodefensa emocional, una afirmación de la propia valía y dignidad.

Los hijos pueden establecer límites al comunicar claramente sus necesidades y expectativas a la madre narcisista. Esto puede implicar expresar de manera firme pero respetuosa cómo desean ser tratados y cuáles son los comportamientos que no tolerarán. Establecer límites no es un acto de confrontación, sino una afirmación de la autonomía y el derecho a ser tratado con respeto.

<u>Reconociendo las Señales de Violación de Límites: Alerta Roja en las Relaciones</u>

Una parte crucial de establecer límites saludables es reconocer las señales de violación de límites. La madre narcisista puede desafiar consciente o inconscientemente estas fronteras, y los hijos deben estar alerta a las señales de advertencia. Esto puede incluir comentarios despectivos, invasiones en la privacidad, demandas excesivas de atención o manipulaciones emocionales.

Reconocer estas señales es como encender una alerta roja en las relaciones. Permite a los hijos identificar situaciones en las que sus límites están siendo desafiados y tomar medidas para proteger su bienestar emocional.

<u>Comunicación Clara y Asertiva: La Espada y el Escudo en la Defensa de los Límites</u>

La comunicación clara y asertiva es la espada y el escudo en la defensa de los límites saludables. Los hijos pueden aprender a expresar sus necesidades de manera directa y respetuosa, sin temor a represalias o juicios. La asertividad implica mantener la propia verdad sin agresión ni sumisión.

La comunicación clara y asertiva establece un tono de respeto mutuo en las interacciones. Los hijos pueden practicar la expresión de límites de manera positiva, enfocándose en sus propias necesidades y derechos en lugar de acusaciones hacia la madre narcisista. Esto fortalece la posición de los hijos y crea una base para relaciones más equitativas.

Consistencia en la Aplicación de Límites: Construyendo Fronteras Robustas

La consistencia es la clave para construir fronteras robustas. Establecer límites no es un evento único, sino un proceso continuo que requiere perseverancia y consistencia. Los hijos deben mantenerse firmes en la aplicación de límites, incluso cuando enfrentan resistencia o manipulación por parte de la madre narcisista.

La consistencia en la aplicación de límites es como construir una muralla fuerte. Cada vez que los hijos defienden sus fronteras, refuerzan la integridad de su bienestar emocional. Esto también envía un mensaje claro a la madre narcisista de que los límites son inviolables y que el respeto mutuo es fundamental en la relación.

Aprendiendo a Decir "No": Empoderamiento en la Negación

Decir "no" es un acto de empoderamiento fundamental en el establecimiento de límites saludables. Los hijos pueden aprender a decir "no" de manera firme y respetuosa cuando se enfrentan a demandas injustas o manipulaciones emocionales. Esto no solo es una afirmación de la propia autonomía, sino también una protección contra el agotamiento y la invalidación.

Aprender a decir "no" implica reconocer los propios límites y respetarse lo suficiente como para defenderlos. Es una herramienta valiosa para preservar la energía emocional y mantener una conexión saludable con la propia verdad y necesidades.

5.3 Buscando apoyo profesional y terapéutico

En la travesía desafiante de enfrentar el narcisismo materno, la búsqueda de apoyo profesional y terapéutico emerge como un faro guía, iluminando el camino hacia la sanación. Se destaca la importancia vital de recurrir a expertos que puedan ofrecer herramientas especializadas y perspectivas valiosas para ayudar a los hijos a enfrentar y superar las secuelas emocionales del narcisismo materno.

1. Comprendiendo el Rol del Profesional: Socios en la Sanación

Los profesionales y terapeutas especializados desempeñan un papel crucial en el viaje hacia la sanación. Actúan como socios expertos que pueden proporcionar una comprensión profunda de las dinámicas relacionales y emocionales específicas del narcisismo materno. Su experiencia se convierte en una guía valiosa para los hijos, ofreciendo estrategias adaptadas a sus necesidades individuales.

Los profesionales pueden ayudar a los hijos a explorar y procesar emociones complejas, proporcionando herramientas prácticas para enfrentar los desafíos específicos que surgen en relaciones afectadas por el narcisismo materno. Su papel va más allá de la resolución de problemas, abarcando la creación de un espacio seguro para la expresión emocional y el fomento de estrategias de afrontamiento efectivas.

2. El Poder de la Terapia Individual: Explorando el Mundo Interior

La terapia individual emerge como una herramienta poderosa para explorar el mundo interior y abordar las heridas emocionales. En un entorno seguro y confidencial, los hijos pueden compartir sus experiencias, miedos y aspiraciones con un terapeuta. Este diálogo terapéutico actúa como un espejo que refleja y valida las emociones, proporcionando una perspectiva externa que enriquece la comprensión personal.

La terapia individual también ofrece un espacio para desarrollar estrategias de afrontamiento personalizadas y abordar patrones de pensamiento y comportamiento que pueden haberse arraigado durante la infancia. Al explorar las capas más profundas de la experiencia emocional, los hijos pueden encontrar claridad y dirección en su camino hacia la sanación.

3. Grupos de Apoyo: La Fuerza de la Comunidad Compartida

La fuerza de la comunidad compartida brilla en los grupos de apoyo. Conectar con otros que han navegado aguas similares proporciona un sentido de pertenencia y comprensión mutua. Los grupos de apoyo ofrecen un espacio para compartir experiencias, estrategias y logros, creando una red de apoyo que fortalece a cada miembro.

Participar en grupos de apoyo puede reducir el aislamiento emocional, proporcionando la validación y empatía que a menudo falta en relaciones afectadas por el narcisismo materno. La comunidad compartida se convierte en un recordatorio constante de que no están solos en su viaje, construyendo un sentido de unidad y fortaleza colectiva.

4. Terapia Familiar: Reconstruyendo Puentes Relacionales

La terapia familiar se centra en reconstruir puentes relacionales dentro del contexto de la familia afectada por el narcisismo materno. Este enfoque permite que tanto los hijos como la madre narcisista participen en un proceso terapéutico diseñado para mejorar la comunicación, fomentar la comprensión mutua y establecer nuevas dinámicas saludables.

A través de la terapia familiar, los hijos pueden expresar sus necesidades y preocupaciones de manera estructurada y guiada, mientras que la madre narcisista tiene la oportunidad de comprender cómo sus acciones impactan en los demás. Este proceso, aunque desafiante, puede abrir la puerta a cambios positivos en la dinámica familiar y promover la curación colectiva.

5. La Importancia de la Consistencia: Compromiso con el Proceso de Sanación

Buscar apoyo profesional y terapéutico es un compromiso continuo con el proceso de sanación. La consistencia en la participación en sesiones terapéuticas y la aplicación de las estrategias aprendidas es clave para ver resultados sostenibles. La sanación no es un destino, sino un viaje, y la búsqueda de apoyo profesional es una inversión constante en el bienestar emocional y relacional.

Capítulo 6: El Camino hacia la Recuperación

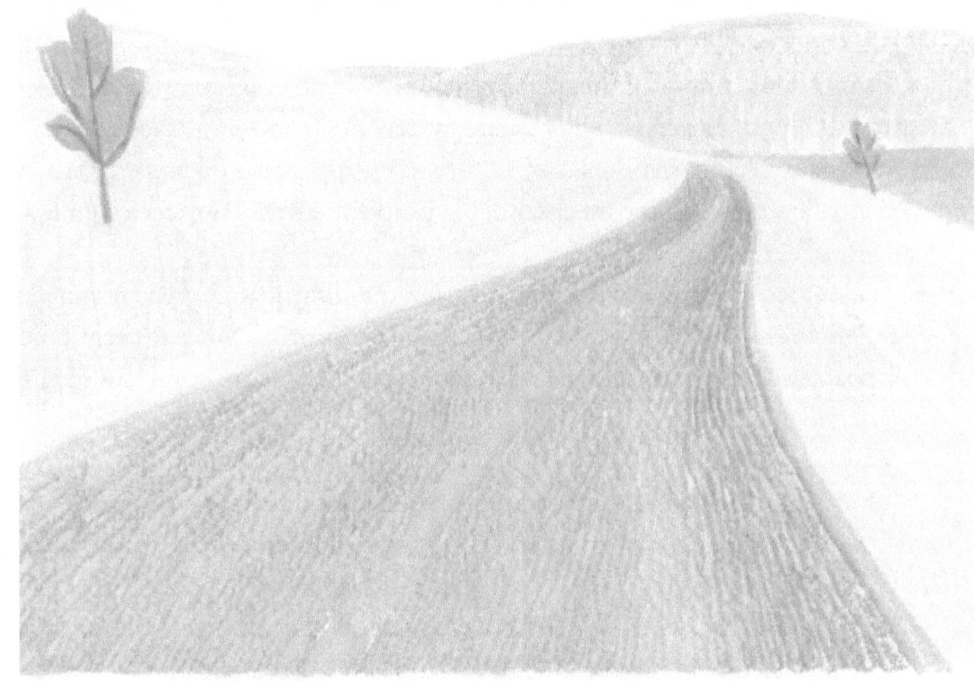

Después de explorar los diferentes aspectos del narcisismo materno y equiparnos con estrategias de afrontamiento, es el momento de dirigir nuestra atención hacia la recuperación. Este no es solo un viaje hacia la sanación emocional, sino también una travesía de autodescubrimiento y empoderamiento. A lo largo de este capítulo, examinaremos los pasos prácticos y las perspectivas transformadoras que marcan el camino hacia la recuperación, ofreciendo a los hijos una guía en su búsqueda de una vida más saludable y significativa.

6.1 Reconociendo la necesidad de sanar

El primer paso crucial es reconocer la necesidad de sanar. Este reconocimiento no solo implica ser consciente de las heridas emocionales, sino también estar dispuesto a emprender el camino hacia la sanación con valentía y determinación. En este segmento, exploraremos por qué reconocer esta necesidad es tan vital y cómo este paso inicial marca el comienzo de una transformación significativa.

1. El Poder de la Autoconciencia: Mirando Dentro de Uno Mismo

Reconocer la necesidad de sanar comienza con un acto poderoso de autoconciencia. Implica mirar dentro de uno mismo con honestidad y valentía, enfrentando las cicatrices emocionales y reconociendo cómo las experiencias pasadas han dejado una huella en la psique. Este proceso de autoexamen no es para señalar culpas, sino para entender la propia historia y sus efectos en la salud emocional actual.

La autoconciencia actúa como una luz que ilumina las áreas oscuras de la experiencia emocional. Permite a los hijos identificar patrones de pensamiento, comportamiento y relaciones que pueden estar relacionados con la influencia del narcisismo materno. Este autoanálisis es el fundamento sobre el cual se construye el camino hacia la recuperación.

2. Aceptar la Realidad Emocional: Validando las Propias Experiencias

Aceptar la realidad emocional es un paso fundamental en el proceso de reconocimiento. Aquí, los hijos dan validez a sus propias experiencias emocionales, reconociendo que sus sentimientos y reacciones son legítimos y comprensibles. Puede implicar dejar de lado la autoinculpación y entender que las dinámicas familiares, especialmente cuando involucran a madres narcisistas, pueden tener un impacto significativo en la salud emocional.

Aceptar la realidad emocional es como abrir una puerta que permite la entrada de la comprensión y la empatía hacia uno mismo. Este paso es esencial para liberarse de la carga de la culpa injusta y comenzar a abordar las heridas emocionales con compasión y paciencia.

3. El Valor de Buscar Ayuda Externa: Rompiendo el Aislamiento Emocional

Reconocer la necesidad de sanar también implica reconocer el valor de buscar ayuda externa. Puede ser en forma de amigos de confianza, familiares solidarios o profesionales de la salud mental. El aislamiento emocional es común en situaciones relacionadas con el narcisismo materno, y buscar ayuda externa es un paso valiente para romper ese aislamiento.

Compartir las experiencias con otros que han pasado por situaciones similares puede proporcionar una perspectiva valiosa y una red de apoyo. Los profesionales de la salud mental, como terapeutas y consejeros, pueden ofrecer orientación especializada para abordar las complejidades emocionales y proporcionar herramientas efectivas para la recuperación.

4. Entendiendo el Impacto a Largo Plazo: Motivación para la Recuperación

Reconocer la necesidad de sanar implica comprender el impacto a largo plazo del narcisismo materno en la vida de uno. Este entendimiento actúa como una fuente de motivación para la recuperación. Comprender cómo las experiencias pasadas pueden afectar las relaciones, la autoestima y el bienestar general crea una motivación intrínseca para trabajar en la propia sanación.

Entender el impacto a largo plazo también es esencial para desafiar patrones de pensamientos negativos y autoexigentes que pueden haberse arraigado durante la infancia. La motivación para la recuperación surge de la visión de un futuro en el que la influencia del narcisismo materno ya no dicta la calidad de vida.

5. Compromiso con el Proceso: Construyendo una Fundación Sólida

Reconocer la necesidad de sanar culmina en el compromiso con el proceso de recuperación. Este compromiso no es solo un evento único, sino un viaje continuo hacia la mejora emocional y la construcción de una vida más plena. Implica adoptar una mentalidad de crecimiento, donde cada paso, por pequeño que sea, es una contribución significativa hacia la recuperación.

Comprometerse con el proceso también significa estar dispuesto a enfrentar desafíos y celebrar los logros, por modestos que sean. La recuperación es un camino con altibajos, pero el compromiso constante actúa como el cimiento sobre el cual se construye una fundación sólida para una vida más saludable y significativa.

6.2 Proceso de autodescubrimiento y autoaceptación

Se trata de construir una identidad sólida, independiente y auténtica. Vamos a adentrarnos en este proceso, explorando por qué es crucial y cómo puede convertirse en un faro de luz en el camino hacia la sanación.

Explorando la Autenticidad: Más Allá de las Expectativas Ajenas

El proceso de autodescubrimiento comienza con la exploración de la autenticidad. Muchas veces, en situaciones de narcisismo materno, los hijos han crecido adaptándose a las expectativas y demandas de la madre narcisista. En este proceso, es común que pierdan de vista quiénes son realmente.

Explorar la autenticidad implica cuestionar las narrativas externas que han moldeado la identidad. Los hijos pueden comenzar a preguntarse: ¿Qué valores son realmente míos? ¿Cuáles son mis intereses y pasiones genuinas? Este proceso no solo ayuda a redescubrir aspectos esenciales de la personalidad, sino que también permite construir una identidad basada en la autenticidad y la verdad personal.

Aceptando las Emociones Complejas: Un Acto de Autocompasión

La autoaceptación, un componente clave en este proceso, implica aceptar las emociones complejas que han surgido como resultado de la influencia del narcisismo materno. Este acto de autocompasión reconoce que todas las emociones, incluso aquellas que pueden parecer incómodas o desafiantes, son válidas y comprensibles.

Aceptar las emociones complejas no implica justificar el comportamiento de la madre narcisista ni invalidar el propio sufrimiento. Más bien, se trata de permitirse sentir, procesar y liberar emociones de una manera saludable. Este acto de autocompasión es como abrir espacio para la curación emocional y la construcción de una relación más saludable con uno mismo.

Descubriendo Fortalezas Personales: Construyendo una Base Positiva

El proceso de autodescubrimiento también nos lleva a descubrir nuestras propias fortalezas personales. En un entorno afectado por el narcisismo materno, los hijos a menudo pueden subestimar sus habilidades y cualidades. Ahora es el momento de explorar y reconocer estas fortalezas como base para construir una vida más positiva y empoderada.

Descubrir fortalezas personales implica reflexionar sobre logros, superar desafíos y reconocer las habilidades únicas que cada uno posee. Puede ser útil buscar retroalimentación de amigos, mentores o profesionales para obtener una perspectiva externa sobre las fortalezas individuales. Este proceso es como construir una base sólida sobre la cual se puede edificar una identidad más fuerte y resistente.

Definiendo Metas Personales: Conduciendo el Propio Viaje

En el camino del autodescubrimiento y la autoaceptación, definir metas personales se convierte en un paso fundamental. Estas metas no deben basarse en las expectativas externas o en la búsqueda de validación, sino en lo que verdaderamente importa para cada individuo. Pueden ser metas relacionadas con el crecimiento personal, la salud emocional, las relaciones interpersonales o el logro profesional.

Definir metas personales es como tomar el timón de nuestro propio viaje. Implica un compromiso con el crecimiento continuo y la búsqueda de una vida significativa. Estas metas actúan como faros guía, iluminando el camino hacia un futuro construido sobre la autenticidad y el autoempoderamiento.

Cultivando Relaciones Saludables: Construyendo Conexiones Auténticas

En el proceso de autodescubrimiento y autoaceptación, también surge la necesidad de cultivar relaciones saludables. Esto implica establecer conexiones auténticas con aquellos que valoran y respetan la identidad única de cada individuo. Puede requerir establecer límites saludables con personas tóxicas y fomentar relaciones que fomenten el crecimiento y la positividad.

Cultivar relaciones saludables es como plantar semillas en un jardín emocional. Requiere cuidado, atención y paciencia, pero las conexiones auténticas que florecen se convierten en un elemento vital en el proceso de recuperación. Estas relaciones actúan como un sistema de apoyo que fortalece la identidad y contribuye al bienestar emocional.

6.3 Construyendo relaciones saludables

En el proceso de recuperación después de enfrentar el narcisismo materno, la construcción de relaciones saludables se convierte en un componente esencial. Exploraremos por qué estas relaciones son fundamentales, cómo se pueden construir y el papel transformador que desempeñan en el viaje hacia la recuperación.

A) La Importancia de Relaciones Saludables: Un Refugio Emocional

Las relaciones saludables actúan como un refugio emocional en el camino hacia la recuperación. Después de experiencias tumultuosas con una madre narcisista, construir conexiones positivas se convierte en un antídoto fundamental contra la toxicidad emocional. Estas relaciones proporcionan un espacio seguro donde los hijos pueden experimentar el amor, el apoyo y la aceptación sin juicio.

Las relaciones saludables son como un bálsamo para las heridas emocionales. Brindan una base sólida desde la cual los hijos pueden reconstruir su confianza en las relaciones interpersonales y desarrollar una comprensión más saludable de la conexión humana.

B) Estableciendo Límites Saludables: Protección del Bienestar Emocional

En la construcción de relaciones saludables, establecer límites saludables emerge como una práctica fundamental. Después de enfrentar dinámicas desafiantes con una madre narcisista, los hijos pueden aprender a identificar y comunicar sus necesidades de manera clara y respetuosa. Establecer límites protege el bienestar emocional y establece un tono de respeto mutuo en las relaciones.

Establecer límites saludables es como construir un cerco protector alrededor de la salud emocional. Permite a los hijos participar en relaciones de manera auténtica y equitativa, evitando la repetición de patrones tóxicos del pasado.

C) Cultivando la Comunicación Positiva: La Llave de Conexiones Auténticas

La comunicación positiva es la llave maestra para construir conexiones auténticas. Después de enfrentar la manipulación y la invalidación, los hijos pueden aprender a expresar sus pensamientos y emociones de manera clara y respetuosa. La escucha empática y la expresión abierta crean un terreno fértil para la construcción de relaciones sólidas.

Cultivar la comunicación positiva es como regar las raíces de una planta saludable. Fortalece la conexión entre las personas, fomentando un entendimiento profundo y construyendo puentes emocionales.

D) Fomentando la Empatía Recíproca: Construyendo Puentes de Comprensión

La empatía recíproca es un componente esencial en la construcción de relaciones saludables. Después de experiencias con una madre narcisista, los hijos pueden apreciar la importancia de comprender y ser comprendidos. La empatía recíproca crea un puente de conexión, permitiendo que ambas partes se sientan vistas, valoradas y aceptadas.

Fomentar la empatía recíproca es como construir un camino de dos direcciones. Cada persona puede caminar hacia la comprensión del otro, promoviendo una conexión más profunda y significativa.

E) Celebrando la Individualidad: Nutriendo la Diversidad en las Relaciones

En relaciones saludables, se celebra la individualidad. Después de vivir bajo la sombra de la madre narcisista, los hijos pueden aprender a valorar y respetar las diferencias en los demás y en sí mismos. Celebrar la individualidad nutre la diversidad en las relaciones, permitiendo que cada persona sea auténtica y apreciada por lo que es.

Celebrar la individualidad es como florecer en un jardín de variedades únicas. Cada relación se vuelve única y enriquecedora, contribuyendo al crecimiento mutuo.

F) El Papel de la Confianza: Reconstruyendo Conexiones Rostro a Rostro

La confianza es un ingrediente clave en la construcción de relaciones saludables. Después de vivir con desconfianza debido al narcisismo materno, los hijos pueden aprender a confiar nuevamente. La confianza se construye con el tiempo a través de acciones coherentes, comunicación abierta y transparencia.

La confianza es como construir un puente sólido. Con cada interacción positiva, se agrega un ladrillo, fortaleciendo la conexión y permitiendo que las relaciones florezcan.

Capítulo 7: Terapia y Recursos de Apoyo

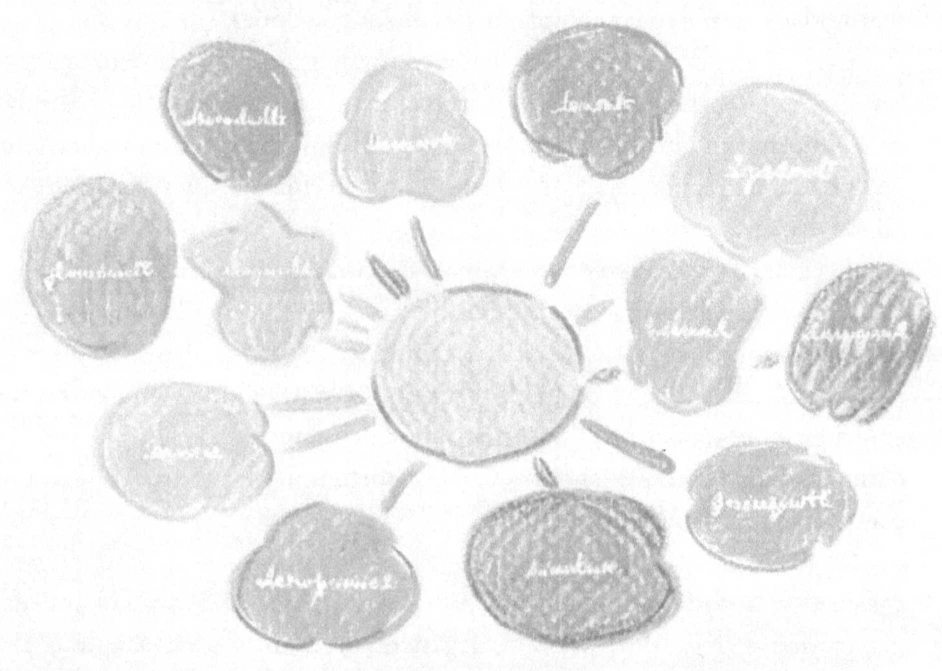

Este capítulo actúa como un faro guía, iluminando las diversas herramientas que están a disposición de aquellos que buscan sanar después de haber enfrentado el narcisismo materno. Exploraremos las terapias especializadas, los grupos de apoyo, y otros recursos que ofrecen orientación y apoyo en el camino hacia la recuperación emocional y el crecimiento personal.

7.1 Tipos de terapia recomendados

En el camino hacia la sanación después de enfrentar el narcisismo materno, las terapias especializadas emergen como herramientas valiosas y personalizadas que guían el proceso de recuperación. Descubriremos cómo estas terapias ofrecen enfoques específicos, brindando apoyo significativo en el viaje hacia la recuperación.

1. Terapia de Conversación: Desentrañando la Narrativa Emocional

La terapia de conversación, también conocida como terapia talk, se centra en el diálogo abierto y la exploración de la narrativa emocional del individuo. En el contexto de la influencia del narcisismo materno, esta terapia proporciona un espacio seguro para que los hijos compartan sus experiencias, expresen emociones reprimidas y exploren las complejidades de sus relaciones.

El terapeuta de conversación actúa como un guía comprensivo, ayudando a los hijos a desentrañar patrones de pensamiento y comportamiento arraigados en la influencia de una madre narcisista. A través de la expresión verbal, se inicia un proceso de liberación emocional y construcción de nuevas narrativas más saludables.

2. Terapia Cognitivo-Conductual: Desafiando Patrones Negativos

La terapia cognitivo-conductual (TCC) se centra en identificar y cambiar patrones de pensamiento y comportamiento negativos. En el contexto del narcisismo materno, esta terapia aborda las creencias limitantes y las respuestas emocionales condicionadas. Los hijos aprenden a reconocer y desafiar patrones perjudiciales, reemplazándolos con pensamientos más realistas y comportamientos saludables.

La TCC proporciona herramientas prácticas para gestionar el estrés, la ansiedad y la autoestima afectada por la influencia narcisista. Al trabajar de manera activa en cambiar patrones negativos, los hijos pueden experimentar una transformación gradual en la percepción de sí mismos y en la forma en que se relacionan con los demás.

3. Terapia de Esquema: Abordando Creencias Profundamente Arraigadas

La terapia de esquema se enfoca en abordar las creencias profundamente arraigadas que se desarrollaron durante la infancia y que continúan afectando la vida adulta. En situaciones de narcisismo materno, estas creencias pueden ser distorsionadas debido a la manipulación y la invalidación. La terapia de esquema ayuda a identificar y cambiar esquemas disfuncionales, promoviendo una mayor autoconciencia y autenticidad.

Al explorar las raíces de los patrones de pensamiento y comportamiento, los hijos pueden comprender mejor cómo la influencia narcisista ha moldeado sus esquemas internos. Trabajar en la modificación de estos esquemas permite una transformación más profunda y duradera en la percepción de sí mismos y en la calidad de sus relaciones.

4. Terapia de Aceptación y Compromiso: Viviendo con Plenitud

La terapia de aceptación y compromiso (ACT) se centra en aceptar las experiencias presentes y comprometerse con acciones que estén alineadas con los valores personales. En el contexto del narcisismo materno, la ACT ayuda a los hijos a aceptar las emociones complejas y a comprometerse con comportamientos que fomenten la salud emocional y relacional.

Esta terapia proporciona estrategias para lidiar con la invalidación emocional y la manipulación, alentando a los hijos a vivir con plenitud y autenticidad. La ACT se enfoca en la construcción de una vida significativa más allá de las limitaciones impuestas por la influencia narcisista.

5. Terapia de Grupo: Compartiendo Experiencias y Fortaleciendo Vínculos

La terapia de grupo ofrece un entorno en el que los hijos pueden compartir sus experiencias con otros que han enfrentado situaciones similares. En el contexto del narcisismo materno, esta terapia brinda un sentido de pertenencia y comprensión mutua. Los participantes pueden compartir estrategias, desafíos y triunfos, construyendo una red de apoyo valiosa.

La dinámica de grupo proporciona un espacio seguro para la expresión emocional y la validación de las experiencias individuales. La terapia de grupo actúa como un recordatorio constante de que no están solos en su viaje hacia la recuperación.

6. Terapia Familiar: Reconstruyendo Puentes Relacionales

La terapia familiar aborda las dinámicas relacionales dentro del contexto familiar afectado por el narcisismo materno. Involucra a la madre narcisista y a los hijos en un proceso terapéutico diseñado para mejorar la comunicación, fomentar la comprensión mutua y establecer nuevas dinámicas saludables.

A través de la terapia familiar, los hijos pueden expresar sus necesidades y preocupaciones de manera estructurada y guiada, mientras que la madre narcisista tiene la oportunidad de comprender cómo sus acciones impactan en los demás. Este proceso puede abrir la puerta a cambios positivos en la dinámica familiar y promover la curación colectiva.

7.2 Grupos de apoyo y comunidades en línea

Los grupos de apoyo y las comunidades en línea se presentan como un abrazo virtual, proporcionando un espacio seguro donde los hijos pueden compartir experiencias, encontrar comprensión y recibir apoyo valioso. Este segmento explora la importancia y la utilidad de estos grupos, así como cómo forman una red de conexiones significativas en el camino hacia la recuperación.

La Importancia de la Conexión Compartida: Un Puente de Comprensión

Un aspecto fundamental de los grupos de apoyo y las comunidades en línea es la conexión compartida. Aquí, los hijos encuentran un puente de comprensión, ya que comparten experiencias similares relacionadas con el narcisismo materno. Este sentido de conexión elimina la sensación de soledad que a menudo acompaña a las situaciones difíciles, proporcionando un espacio donde cada voz es validada y cada historia es entendida.

La conexión compartida actúa como un recordatorio constante de que no están solos en su viaje. Al unirse a un grupo de apoyo o comunidad en línea, los hijos experimentan un sentido de pertenencia que contribuye significativamente a la sanación emocional.

La Fuerza de la Validación: Reconocimiento de Experiencias Individuales

En estos espacios virtuales, la validación es una fuerza poderosa. Las experiencias individuales son reconocidas y validadas por aquellos que han enfrentado desafíos similares. La madre narcisista tiende a invalidar las emociones y experiencias de sus hijos, y estos grupos de apoyo ofrecen un contrapeso crucial al proporcionar un entorno donde cada voz cuenta.

La validación actúa como una herramienta de empoderamiento. Al sentir que sus experiencias son reconocidas y respetadas, los hijos pueden comenzar a reconstruir su confianza en sí mismos y en la validez de sus emociones.

Compartir Estrategias y Consejos Prácticos: Un Intercambio de Recursos Valiosos

Dentro de estos grupos de apoyo y comunidades en línea, se produce un valioso intercambio de estrategias y consejos prácticos. Los hijos comparten enfoques que han encontrado efectivos para lidiar con situaciones específicas relacionadas con el narcisismo materno. Desde cómo establecer límites saludables hasta cómo manejar la comunicación difícil, este intercambio de recursos se convierte en una caja de herramientas valiosa para cada individuo.

Este compartir de estrategias no solo proporciona soluciones prácticas, sino que también fomenta un sentido de comunidad colaborativa. Al aprender de las experiencias de los demás, los hijos pueden sentirse más capacitados para abordar los desafíos que se presentan en su propio camino hacia la sanación.

Anonimato y Seguridad Emocional: Creando un Espacio de Confianza

La naturaleza en línea de estos grupos de apoyo y comunidades ofrece anonimato y seguridad emocional. Muchos hijos pueden sentirse reticentes a compartir sus experiencias en entornos presenciales por temor a juicios o represalias. Sin embargo, en línea, se sienten libres de expresarse sin el miedo al estigma o la consecuencia directa.

Este anonimato fomenta un espacio de confianza donde los hijos pueden abrirse sin reservas. Al sentirse seguros emocionalmente, están más inclinados a compartir detalles íntimos de sus experiencias y buscar el apoyo necesario para avanzar en su viaje de sanación.

Un Foro de Empoderamiento: Construyendo Resiliencia Colectiva

Estos grupos de apoyo y comunidades en línea actúan como foros de empoderamiento. Cada historia compartida, cada palabra de aliento y cada consejo valioso construyen resiliencia colectiva. Los hijos se convierten en fuentes de fortaleza unos para otros, creando un entorno donde la resiliencia se cultiva a través de la conexión y el apoyo mutuo.

El foro de empoderamiento se convierte en un faro de luz que guía a cada individuo en su camino hacia la sanación. La resiliencia colectiva es una fuerza transformadora que impulsa a los hijos a superar las adversidades y a avanzar hacia una vida más plena y auténtica.

7.3 Recursos para la recuperación emocional

Después de enfrentar el narcisismo materno, contar con recursos específicos puede ser como tener un mapa para navegar las aguas tumultuosas. Este segmento explora diversos recursos diseñados para apoyar la recuperación emocional, proporcionando herramientas prácticas y estrategias que guían el corazón hacia la sanación.

A) Literatura de Autocuidado: Palabras que Abrazan el Alma

La literatura de autocuidado se presenta como un bálsamo para el alma. Libros que abordan temas de sanación emocional, crecimiento personal y superación pueden ofrecer perspectivas enriquecedoras y consejos prácticos. Estas obras actúan como compañeros silenciosos, proporcionando consuelo y dirección en momentos difíciles.

Desde libros de autoayuda hasta memorias inspiradoras, la literatura de autocuidado puede ser una fuente valiosa de reflexión y motivación. Al sumergirse en estas páginas, los hijos encuentran palabras que abrazan el alma y ofrecen orientación en su viaje hacia la recuperación emocional.

B) Meditación y Mindfulness: Conectando con la Paz Interior

La meditación y el mindfulness se revelan como prácticas poderosas para conectar con la paz interior. Después de enfrentar la turbulencia emocional del narcisismo materno, estas técnicas ofrecen un espacio para la calma y la reflexión. La meditación guía hacia la atención plena, mientras que el mindfulness fomenta la conciencia del momento presente.

A través de estas prácticas, los hijos pueden aprender a gestionar el estrés, calmar la mente y cultivar una relación más compasiva consigo mismos. La meditación y el mindfulness actúan como anclas emocionales, proporcionando un refugio tranquilo en medio de las tormentas emocionales.

C) Terapia Artística: Expresión sin Palabras

La terapia artística se convierte en una forma poderosa de expresión sin palabras. Después de enfrentar el narcisismo materno, los hijos pueden encontrar desafíos para poner en palabras sus emociones complejas. La terapia artística ofrece un medio creativo para expresar lo que a menudo resulta inefable.

Desde pintura y dibujo hasta escritura creativa y escultura, la terapia artística permite a los hijos dar forma a sus emociones de una manera que va más allá de las limitaciones del lenguaje. Esta expresión sin palabras se convierte en un canal terapéutico, liberando emociones reprimidas y fomentando la autoexploración.

D) Aplicaciones de Bienestar Mental: Un Apoyo Continuo en el Bolsillo

En la era digital, las aplicaciones de bienestar mental se presentan como aliados continuos en el bolsillo. Estas aplicaciones ofrecen una variedad de recursos, desde meditaciones guiadas hasta seguimiento del estado de ánimo y ejercicios de respiración. Son herramientas accesibles que pueden adaptarse a las necesidades individuales.

La portabilidad de estas aplicaciones permite a los hijos acceder a apoyo en cualquier momento y lugar. Con características que incluyen recordatorios de autocuidado y diarios emocionales, estas aplicaciones se convierten en compañeros confiables en el viaje hacia la recuperación emocional.

E) Grupos de Lectura y Discusión en Línea: Conectando con Comunidades Virtuales

Los grupos de lectura y discusión en línea ofrecen una forma única de conectarse con comunidades virtuales. A través de plataformas en línea, los hijos pueden participar en discusiones sobre libros relacionados con la recuperación emocional y compartir sus perspectivas. Este intercambio con personas que comparten intereses similares crea un sentido de comunidad y pertenencia.

Participar en grupos de lectura y discusión en línea amplía la red de apoyo, brindando la oportunidad de aprender de las experiencias de los demás y compartir conocimientos. Estas comunidades virtuales se convierten en espacios de enriquecimiento y apoyo mutuo.

Capítulo 8: Relaciones Madre-Hijo Adultas

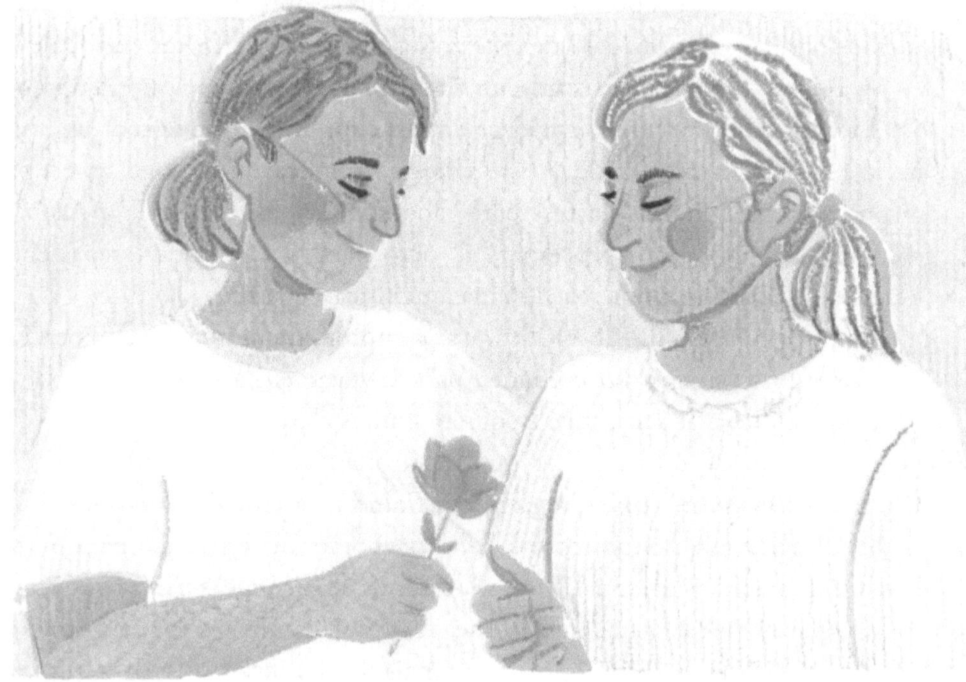

Este segmento nos demuestra que la dinámica transformadora que surge cuando los hijos, ahora adultos, buscan establecer conexiones maduras y saludables con sus madres narcisistas. Navegaremos por los desafíos, las oportunidades y las estrategias para construir relaciones más equitativas y auténticas en esta nueva etapa de la vida. La exploración de estas dinámicas revela la complejidad de la conexión filial en la edad adulta y cómo la sanación puede influir en el curso de estas relaciones cambiantes.

8.1 Reconciliación o distanciamiento

En la complejidad de las relaciones madre-hijo en la edad adulta, la encrucijada entre la reconciliación y el distanciamiento se presenta como un desafío fundamental. Después de años de influencia narcisista, los hijos adultos se enfrentan a decisiones que impactarán significativamente en la calidad de sus relaciones maternas. Este segmento explora las dinámicas de la reconciliación y el distanciamiento, proporcionando perspectivas sobre cómo los hijos pueden tomar decisiones informadas que reflejen sus necesidades y metas personales.

1. Reconciliación: Buscando un Camino hacia la Sanación Compartida

La reconciliación con una madre narcisista implica la búsqueda de un camino hacia la sanación compartida. Este enfoque implica un diálogo abierto y la disposición de ambas partes para abordar las heridas del pasado. La reconciliación no es un proceso fácil, pero para algunos hijos, representa la esperanza de construir una relación más auténtica y equitativa.

La reconciliación puede implicar una comprensión mutua de las experiencias pasadas y un compromiso conjunto para trabajar en la construcción de una conexión adulta más saludable. Requiere límites claros, comunicación abierta y un esfuerzo compartido para superar los patrones tóxicos del pasado.

2. Distanciamiento: Protegiendo la Salud Emocional y Personal

El distanciamiento, por otro lado, surge como una estrategia para proteger la salud emocional y personal. Después de años de dinámicas narcisistas, algunos hijos adultos pueden encontrar que el distanciamiento es necesario para preservar su bienestar. Optar por la distancia no significa necesariamente cortar todos los lazos, pero implica establecer límites claros para protegerse de la influencia tóxica.

El distanciamiento puede ser una opción válida cuando la reconciliación parece improbable o cuando la relación continúa siendo perjudicial para el hijo adulto. Establecer límites saludables y mantener una distancia emocional puede ser esencial para permitir que los hijos se centren en su propio crecimiento y sanación.

3. Las Dificultades de la Reconciliación: Superando Obstáculos Comunicativos

La reconciliación, aunque noble en su búsqueda de sanación, a menudo está marcada por obstáculos comunicativos significativos. La madre narcisista puede resistirse a reconocer su papel en las dinámicas pasadas y puede tener dificultades para mostrar empatía genuina. Superar estos obstáculos requiere paciencia, comprensión y, a veces, la asistencia de mediadores externos, como terapeutas familiares.

La falta de reconocimiento por parte de la madre narcisista puede generar frustración en el hijo adulto, lo que hace que la reconciliación sea un proceso desafiante. Establecer expectativas realistas y trabajar con un enfoque paso a paso puede ayudar a superar estas dificultades.

4. Los Riesgos del Distanciamiento: Navegando Emociones Contrapuestas

Aunque el distanciamiento puede ser una estrategia necesaria, también conlleva sus propios riesgos emocionales. Los hijos adultos pueden experimentar sentimientos de culpa, tristeza y pérdida al distanciarse de sus madres. La presión social y las expectativas familiares también pueden añadir una carga emocional adicional.

Navegar por estas emociones contrapuestas es crucial para que el hijo adulto mantenga su bienestar emocional. Buscar apoyo a través de amigos, terapeutas o grupos de apoyo puede ayudar a mitigar los desafíos emocionales asociados con el distanciamiento.

5. El Papel de la Terapia en la Toma de Decisiones

La terapia se convierte en una herramienta valiosa en la toma de decisiones sobre reconciliación o distanciamiento. Un terapeuta puede proporcionar perspectivas objetivas, ayudar a explorar las emociones subyacentes y guiar hacia la toma de decisiones informadas. La terapia familiar o la terapia individual pueden ser especialmente beneficiosas para abordar las dinámicas específicas de la relación madre-hijo y ofrecer estrategias para construir conexiones más saludables.

El terapeuta actúa como un mediador imparcial, facilitando el diálogo y ayudando a ambos lados a comprender las perspectivas del otro. La terapia puede ser un espacio seguro para explorar opciones y tomar decisiones fundamentales para el bienestar emocional a largo plazo.

8.2 Navegando la complejidad de la relación adulta

La transición de la relación madre-hijo de la infancia a la adultez es un viaje de autodescubrimiento tanto para los hijos como para las madres. Este segmento examina las diversas capas que componen esta complejidad, desde el establecimiento de límites saludables hasta la gestión de las expectativas, brindando perspectivas y estrategias para navegar estas aguas emocionales con sabiduría y resiliencia.

Estableciendo Límites Saludables: Un Acto de Autocuidado Crucial

En la edad adulta, establecer límites saludables se convierte en un acto de autocuidado crucial. Después de años de dinámicas narcisistas, los hijos adultos deben aprender a definir y comunicar límites que protejan su bienestar emocional. Estos límites actúan como barreras saludables que preservan la integridad emocional y permiten relaciones más equitativas.

Establecer límites puede implicar decir "no" a comportamientos tóxicos, limitar la frecuencia de la interacción o definir claramente las expectativas. Aunque puede ser desafiante, aprender a establecer límites es esencial para construir relaciones adultas que fomenten el crecimiento personal y la salud emocional.

Gestión de las Expectativas: Reconociendo Realidades Cambiantes

La gestión de las expectativas se convierte en un elemento clave al navegar la complejidad de las relaciones madre-hijo en la edad adulta. Los hijos adultos a menudo enfrentan el desafío de ajustar sus expectativas a la realidad cambiante de la relación. Reconocer que la madre narcisista puede no cambiar radicalmente es crucial para evitar decepciones y frustraciones.

Gestionar las expectativas implica aceptar la madre tal como es, con todas sus limitaciones. Esto no significa renunciar a la esperanza de crecimiento y cambio, pero sí implica adoptar un enfoque realista para construir una relación basada en las realidades actuales.

Fomentando la Comunicación Abierta: Un Puente Hacia la Comprensión Mutua

La comunicación abierta se erige como un puente hacia la comprensión mutua en la relación madre-hijo en la edad adulta. Fomentar un diálogo honesto y respetuoso es esencial para construir una conexión adulta más saludable. Los hijos adultos pueden esforzarse por expresar sus necesidades, emociones y límites de manera clara y directa.

La madre narcisista, a su vez, puede beneficiarse de una comunicación abierta que fomente la empatía y la comprensión de las perspectivas de sus hijos. Aunque puede requerir paciencia y esfuerzo, la comunicación abierta se convierte en un medio fundamental para construir puentes emocionales en la relación.

Cultivando Empatía Recíproca: Un Componente Esencial para la Conexión

La empatía recíproca se presenta como un componente esencial para la conexión en la relación madre-hijo en la edad adulta. Tanto los hijos como las madres deben esforzarse por comprender las experiencias y emociones del otro. La empatía crea un terreno fértil para el crecimiento emocional y la construcción de una conexión más auténtica.

Cultivar la empatía implica ponerse en los zapatos del otro, reconocer y validar las emociones, y esforzarse por comprender las perspectivas únicas. Este acto de comprensión mutua fortalece la base de la relación y facilita la construcción de puentes emocionales.

Abrazando la Individualidad: Reconociendo la Autenticidad de Cada Uno

En la edad adulta, abrazar la individualidad se vuelve esencial para reconocer la autenticidad de cada miembro de la relación madre-hijo. Los hijos adultos deben buscar su identidad independiente de la influencia narcisista y construir una vida que refleje sus valores y metas personales.

La madre narcisista, a su vez, debe reconocer y respetar la individualidad de sus hijos, permitiéndoles crecer y desarrollarse como seres únicos. Este proceso de abrazar la individualidad contribuye a la construcción de relaciones más equitativas y respetuosas.

Terapia Familiar: Un Espacio para la Transformación Conjunta

La terapia familiar se revela como un espacio valioso para la transformación conjunta en la relación madre-hijo en la edad adulta. Un terapeuta familiar puede guiar el proceso de construcción de una conexión más saludable, proporcionando herramientas y estrategias para mejorar la comunicación y gestionar conflictos.

La terapia familiar también ofrece un entorno neutral para explorar patrones familiares, abordar problemas subyacentes y construir puentes hacia una relación más sólida. A través de la terapia, los miembros de la familia pueden aprender a comprenderse mejor y a trabajar juntos hacia objetivos comunes.

Capítulo 9: Impacto en la Parentalidad

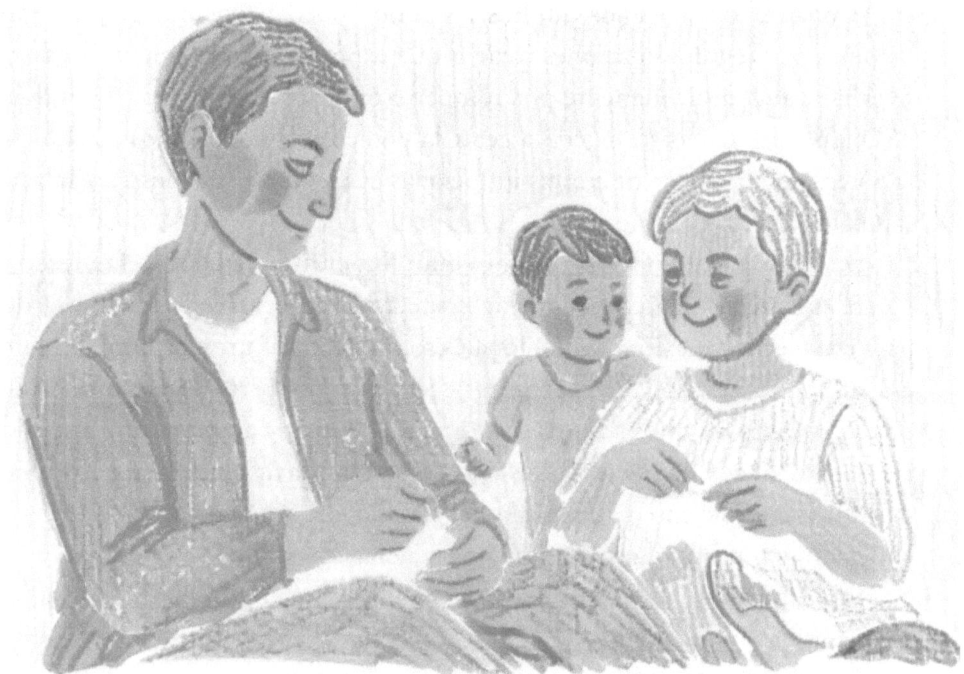

Analizaremos cómo las experiencias con una madre narcisista pueden influir en la capacidad de sus hijos para desempeñar roles parentales pueden afectar la forma en que los hijos adultos abordan la crianza de sus propios hijos, examinando los desafíos y las estrategias para construir una parentalidad consciente y saludable a pesar de las sombras del pasado.

9.1 Cómo el narcisismo materno afecta a la crianza

En el complejo tejido de la parentalidad, el impacto del narcisismo materno se revela como una sombra persistente que puede influir en la forma en que los hijos adultos abordan la crianza de sus propios hijos. Este segmento busca desentrañar las diversas maneras en que las experiencias con una madre narcisista pueden dejar huellas en el enfoque de la crianza. Exploraremos los desafíos específicos que pueden surgir y cómo los hijos adultos, a pesar de las sombras del pasado, pueden cultivar una parentalidad consciente y saludable.

Herencias del Narcisismo Materno: Reproduciendo o Rompiendo Patrones

Las herencias del narcisismo materno se manifiestan de diversas maneras en la crianza de los hijos adultos. Algunos pueden encontrar que replican involuntariamente los patrones tóxicos que experimentaron, mientras que otros se esfuerzan conscientemente por romper esos ciclos destructivos. La influencia de una madre narcisista puede afectar la percepción de los hijos adultos sobre la parentalidad, y enfrentar estas influencias es esencial para construir relaciones saludables con sus propios hijos.

Desafíos en la Conexión Emocional: Superando la Distancia Heredada

El narcisismo materno a menudo afecta la capacidad de los hijos adultos para establecer conexiones emocionales sólidas con sus propios hijos. La falta de empatía y la centración en las propias necesidades por parte de la madre narcisista pueden dejar a los hijos adultos con dificultades para comprender y responder a las necesidades emocionales de sus hijos. Superar esta distancia heredada requiere un esfuerzo consciente para desarrollar habilidades emocionales y fomentar una conexión más profunda con la próxima generación.

Equilibrando la Autoexigencia y la Autenticidad: Desafiando Expectativas Inculcadas

La autoexigencia y la autenticidad se convierten en áreas de conflicto para los hijos adultos que han experimentado el narcisismo materno. Algunos pueden sentir una presión interna para ser "perfectos" como padres, mientras que otros pueden luchar con la autenticidad, temerosos de repetir los errores de sus madres narcisistas. Desafiar estas expectativas inculcadas implica cultivar un sentido equilibrado de autoexigencia que permita el crecimiento personal y la autenticidad en la parentalidad.

La Importancia de Establecer Límites Saludables: Protegiendo la Dinámica Familiar

Establecer límites saludables se convierte en una herramienta vital para proteger la dinámica familiar. Los hijos adultos que han experimentado el narcisismo materno pueden enfrentar el desafío de establecer límites efectivos con sus propios hijos y, al mismo tiempo, aprender a respetar las necesidades y límites de estos. La implementación de límites claros contribuye a crear un entorno familiar seguro y equitativo.

Cultivando la Comunicación Abierta: Rompiendo el Silencio Heredado

La comunicación abierta se presenta como una fuerza transformadora para los hijos adultos que buscan criar a sus hijos de manera consciente. Romper el silencio heredado del narcisismo materno implica fomentar un diálogo honesto y respetuoso en la familia. Los hijos adultos pueden aprender a expresar sus emociones de manera saludable y a alentar la apertura emocional en sus hijos, creando así un espacio para el entendimiento mutuo.

Promoviendo la Autonomía Infantil: Contrarrestando la Sobreprotección

La sobreprotección es otra sombra que puede proyectarse en la crianza de los hijos adultos que han experimentado el narcisismo materno. Promover la autonomía infantil se convierte en una estrategia clave para contrarrestar esta influencia. Permitir que los hijos desarrollen habilidades independientes y tomen decisiones apropiadas para su edad contribuye a construir una base sólida para la autoestima y la confianza en sí mismos.

Buscando Apoyo Externo: Terapia y Redes de Apoyo Parental

Buscar apoyo externo, ya sea a través de terapia familiar o redes de apoyo parental, es una herramienta valiosa para los hijos adultos. La terapia puede proporcionar un espacio para abordar específicamente las dinámicas heredadas y ofrecer estrategias para criar de manera consciente. Además, formar parte de redes de apoyo parental permite a los hijos adultos compartir experiencias, obtener consejos prácticos y recibir apoyo emocional durante su viaje en la crianza.

9.2 Rompiendo el ciclo en la siguiente generación

Romper el ciclo del narcisismo materno en la siguiente generación emerge como un acto de valentía y determinación para los hijos adultos que buscan construir un futuro libre de sombras. Desde la construcción de conexiones emocionales sólidas hasta la promoción de la autonomía infantil, se exploran claves esenciales para trascender el impacto del narcisismo materno y construir un futuro familiar lleno de luz.

1. Cultivando Conexiones Emocionales Sólidas: Sembrando la Semilla del Amor Incondicional

Cultivar conexiones emocionales sólidas con los hijos se presenta como una herramienta fundamental para romper el ciclo del narcisismo materno. A través de gestos de amor, comprensión y apoyo emocional, los hijos adultos pueden sembrar la semilla del amor incondicional. Este enfoque contrasta con la falta de empatía experimentada en la infancia, creando así un ambiente emocionalmente seguro para sus propios hijos.

2. Promoviendo la Autonomía Infantil: Construyendo Cimientos para la Confianza

Promover la autonomía infantil es esencial para construir cimientos sólidos para la confianza en sí mismos de los hijos. Al brindar oportunidades para la toma de decisiones y el desarrollo de habilidades independientes, los padres pueden contrarrestar la sobreprotección asociada con el narcisismo materno. Este enfoque fomenta la confianza en sí mismos y la construcción de una autoimagen positiva en los niños.

3. Fomentando la Comunicación Abierta: Abriendo Puertas a la Confianza Mutua

La fomentación de la comunicación abierta se erige como una puerta a la confianza mutua en la familia. Los hijos adultos pueden crear un espacio donde la expresión emocional sea bienvenida y valorada, rompiendo así con el silencio impuesto por el narcisismo materno. Fomentar un diálogo honesto y respetuoso fortalece los lazos familiares y sienta las bases para relaciones saludables.

4. Desafiando Expectativas Parentales: Creando un Modelo Alternativo

Desafiar las expectativas parentales inculcadas por el narcisismo materno implica crear un modelo parental alternativo. Los hijos adultos pueden esforzarse por alejarse de patrones tóxicos y adoptar enfoques más equitativos y respetuosos. Al hacerlo, están construyendo un camino diferente para sus propios hijos, ofreciendo un modelo alternativo de parentalidad que se basa en la comprensión, el respeto y el amor genuino.

5. Construyendo Resiliencia Familiar: Afrontando Desafíos con Fuerza Unida

La construcción de resiliencia familiar se convierte en un escudo contra los desafíos que puedan surgir al romper el ciclo del narcisismo materno. Los hijos adultos pueden reconocer que la crianza consciente enfrentará desafíos, pero la resiliencia familiar implica afrontar esos desafíos con una fuerza unida. La colaboración y el apoyo mutuo fortalecen la capacidad de la familia para superar adversidades y construir un futuro más saludable.

6. Modelando el Autocuidado: Transmitiendo la Importancia de la Salud Emocional

Modelar el autocuidado se convierte en una lección fundamental para los hijos adultos que buscan construir un futuro familiar saludable. Al priorizar su propia salud emocional y demostrar prácticas de autocuidado, están transmitiendo a sus hijos la importancia de cuidarse a sí mismos. Este enfoque contrarresta la falta de consideración por las necesidades emocionales que caracteriza al narcisismo materno.

7. Buscando Apoyo Externo: Construyendo Redes de Apoyo Parental

La búsqueda de apoyo externo, ya sea a través de terapia familiar o redes de apoyo parental, fortalece los esfuerzos para romper el ciclo del narcisismo materno. La terapia familiar puede proporcionar un espacio para abordar específicamente los desafíos y recibir orientación en la construcción de una parentalidad consciente. Formar parte de redes de apoyo parental ofrece la oportunidad de compartir experiencias, obtener consejos prácticos y recibir aliento durante el viaje.

Capítulo 10: Casos de Estudio y Testimonios

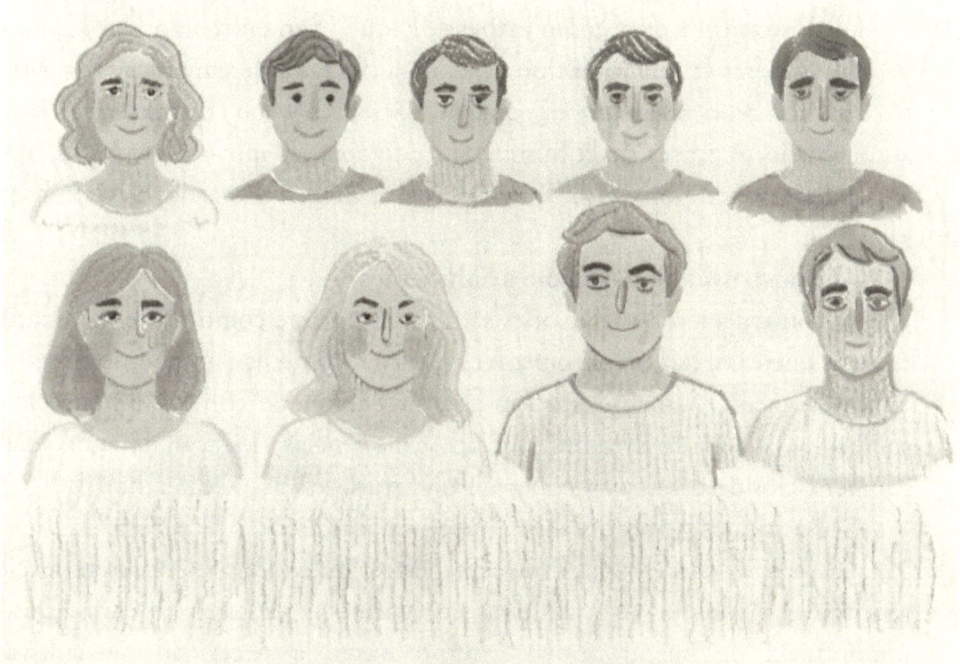

En el último capítulo tenemos un espacio para las narrativas de resiliencia y transformación, donde individuos comparten sus vivencias, desafíos y, sobre todo, sus triunfos en el proceso de sanar y construir vidas significativas más allá de las sombras del pasado. Estos casos de estudio y testimonios sirven como faros de esperanza y guía para aquellos que buscan inspiración en su propio viaje hacia la recuperación emocional.

Estas historias personales son testamentos vivos de la capacidad humana para sanar y crecer, incluso en las sombras más difíciles. A través de estas narrativas, buscamos iluminar los caminos únicos que cada individuo ha recorrido, ofreciendo inspiración y comprensión para aquellos que buscan entender y superar el impacto de tener una madre narcisista.

10.1 Narrativas de Desafíos y Triunfos

Cada historia presenta su propia serie de desafíos y triunfos, pintando un cuadro vívido de la complejidad del narcisismo materno y sus consecuencias a lo largo del tiempo. Desde la infancia marcada por la invalidación emocional hasta la búsqueda de identidad en la edad adulta, estas narrativas exploran las diversas etapas del viaje hacia la recuperación.

A) Sanando Heridas del Pasado

Las historias revelan cómo estos individuos han enfrentado las heridas del pasado. Superar la manipulación emocional, la falta de empatía y los patrones tóxicos ha requerido un esfuerzo consciente y un compromiso con el autocuidado. A través de la búsqueda de terapia, el apoyo de redes de amigos y familiares, y el proceso de introspección, han comenzado el viaje hacia la sanación.

B) Construyendo Relaciones Saludables

La construcción de relaciones saludables emerge como un tema recurrente en estas historias. Los protagonistas comparten cómo han aprendido a establecer límites, fomentar la comunicación abierta y fomentar conexiones emocionales sólidas en sus propias familias. Estas experiencias destacan la capacidad de romper ciclos destructivos y construir un futuro relacional diferente.

C) Lecciones Aprendidas y Consejos para Otros

Además de sus propias travesías, estos individuos comparten lecciones aprendidas y consejos para aquellos que enfrentan desafíos similares. Desde la importancia de buscar apoyo externo hasta la necesidad de cultivar el autocuidado, estas lecciones ofrecen orientación práctica basada en experiencias vividas.

D) Celebrando el Renacimiento Personal

Cada historia se convierte en una celebración del renacimiento personal. Estos individuos han encontrado la fuerza para transformar el dolor en poder, la confusión en claridad y la adversidad en oportunidad de crecimiento. Sus relatos inspiran a otros a reconocer la posibilidad de la renovación personal y a abrazar la capacidad de construir vidas significativas más allá de las sombras del pasado.

E) Fomentando la Comunidad y la Solidaridad

Estas historias también enfatizan la importancia de la comunidad y la solidaridad en el viaje de recuperación. La conexión con otros que han experimentado desafíos similares proporciona un sentido de pertenencia y comprensión. A través de grupos de apoyo y comunidades en línea, estos individuos han encontrado un espacio para compartir, aprender y crecer juntos.

10.2 La importancia de compartir experiencias

Es imperiosa la poderosa necesidad y el impacto transformador de compartir experiencias entre aquellos que han enfrentado el desafío de tener una madre narcisista. La importancia de abrir espacios para contar historias reales radica en la creación de una red de solidaridad que brinda apoyo, comprensión y guía. Este acto de compartir experiencias no solo valida las luchas individuales, sino que también construye puentes hacia la curación colectiva.

Rompiendo el Silencio: Liberación a Través de la Expresión

Compartir experiencias se convierte en un acto de romper el silencio que a menudo ha caracterizado las vidas de aquellos afectados por el narcisismo materno. La liberación a través de la expresión permite a los individuos dar voz a sus experiencias, enfrentando el estigma y la soledad que a menudo rodea estos temas. Al compartir sus historias, se crean espacios seguros donde la verdad puede brillar, proporcionando un contraste vital a la manipulación y la invalidación emocional experimentadas en el pasado.

Validación y Empatía: Construyendo Conexiones Significativas

El acto de compartir experiencias también brinda validación y empatía. Aquellos que han enfrentado el narcisismo materno encuentran en las historias de otros un reflejo de sus propias luchas y triunfos. Esta validación emocional es esencial para la construcción de conexiones significativas, ya que rompe con la sensación de aislamiento y permite a los individuos darse cuenta de que no están solos en su viaje.

Aprendizaje Mutuo: Lecciones Extraídas de Experiencias Compartidas

La comunidad formada alrededor de las experiencias compartidas se convierte en un espacio de aprendizaje mutuo. Cada historia aporta lecciones valiosas y estrategias prácticas que otros pueden aplicar en sus propios viajes de recuperación. Desde cómo establecer límites hasta fomentar relaciones saludables, las experiencias compartidas se convierten en un recurso rico en sabiduría colectiva.

Inspiración para la Recuperación: Faros de Esperanza en la Oscuridad

Las experiencias compartidas actúan como faros de esperanza en la oscuridad. Aquellos que están al principio de su viaje pueden encontrar inspiración y fortaleza en las historias de aquellos que han avanzado en su recuperación emocional. Este acto de compartir ofrece perspectivas sobre la posibilidad de la renovación personal, mostrando que, a pesar de las sombras del pasado, hay luz en el horizonte.

Construcción de una Red de Apoyo: Fortaleciendo Vínculos Personales

La importancia de compartir experiencias radica en la construcción de una red de apoyo sólida. A través de conexiones personales, ya sea en grupos de apoyo locales o comunidades en línea, se crean vínculos que actúan como anclas emocionales. Estas redes se convierten en recursos valiosos durante los momentos difíciles, brindando apoyo emocional, consejo práctico y la oportunidad de crecer junto a otros que comparten experiencias similares.

Conclusión

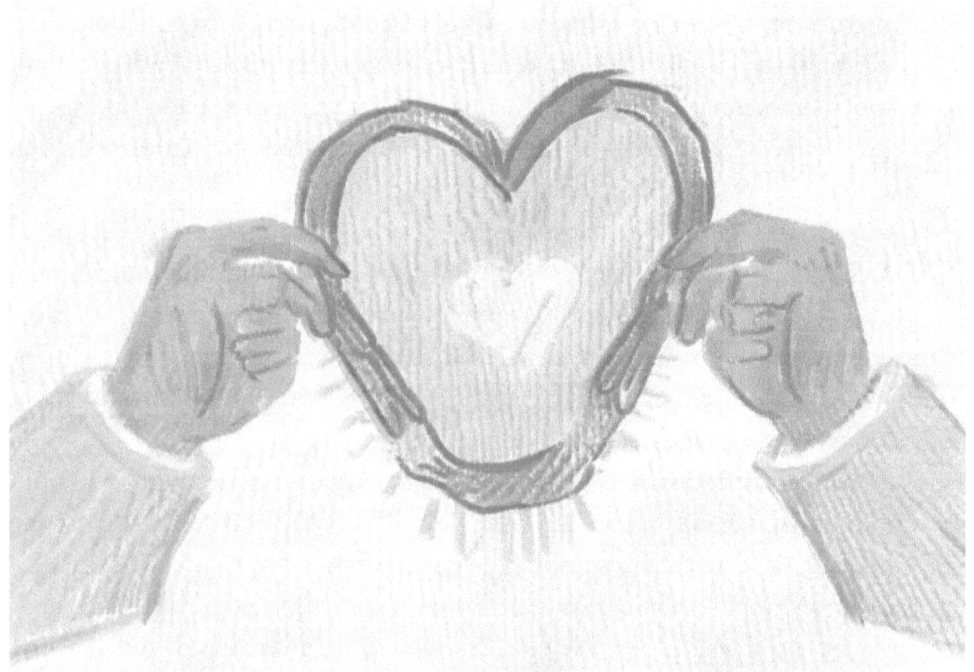

Este libro no solo ha buscado arrojar luz sobre la oscura realidad del narcisismo materno, sino también ofrecer guía, apoyo y perspectivas para aquellos que han caminado por este complicado sendero. Cada capítulo ha sido una exploración detallada, utilizando palabras accesibles para comprender y abordar aspectos específicos de este desafío.

El reconocimiento transformador ha sido una fuerza clave. Validar las experiencias individuales ha sido esencial para romper el silencio, enfrentar la invalidación emocional y construir una base para la recuperación. Cada palabra compartida ha sido un acto de valentía, permitiendo que las voces se eleven sobre la manipulación y la falta de empatía.

A través de las historias reales, hemos sido testigos de la fuerza inquebrantable de la resiliencia humana. Desde la infancia marcada por la confusión hasta la lucha por establecer límites saludables en la vida adulta, cada narrativa ha sido un testimonio de la capacidad de sanar y crecer a pesar de las sombras del pasado. La resiliencia ha sido la fuerza motriz que ha impulsado a los protagonistas hacia la renovación personal.

La importancia de compartir experiencias ha sido fundamental en la construcción de una comunidad de solidaridad. Cada historia compartida ha contribuido a un tejido colectivo de comprensión mutua, aprendizaje conjunto y apoyo emocional. Estas narrativas no solo han proporcionado un espejo para aquellos que buscan su propia verdad, sino que también han construido puentes hacia la recuperación emocional compartida.

A lo largo de los capítulos, hemos trazado el camino hacia la recuperación. Desde reconocer patrones tóxicos hasta establecer límites saludables, cada estrategia práctica ha sido una herramienta para aquellos que buscan transformar su dolor en poder. Los testimonios han sido faros de esperanza, guiando a aquellos que enfrentan el desafío del narcisismo materno hacia un horizonte de renovación y autenticidad.

No solo reflexionamos sobre las páginas que hemos explorado, sino que miramos hacia adelante con la certeza de que cada palabra escrita ha sido un paso hacia la sanación, la comprensión y la construcción de un futuro diferente. Que este libro sea una brújula para aquellos que buscan luz en la oscuridad, una guía en la travesía hacia la recuperación emocional y un recordatorio de la fortaleza inherente que yace dentro de cada individuo, listo para florecer incluso después de las experiencias más difíciles. Enfrentar las sombras del pasado es el primer paso hacia encender la luz en el camino hacia una vida plena y significativa.

Don't miss out!

Visit the website below and you can sign up to receive emails whenever Publicaciones Alejandría publishes a new book. There's no charge and no obligation.

https://books2read.com/r/B-A-KASCB-CZCUC

Did you love *Madres Narcisistas: La Verdad sobre ser Hija de una Madre Narcisista y Cómo Superarlo. Una Guía para Sanar y Recuperarse tras el Abuso Narcisista.*? Then you should read *Como Generar Auto Confianza en los Niños*[1] by Olivia I. Thigpen (ESP)!

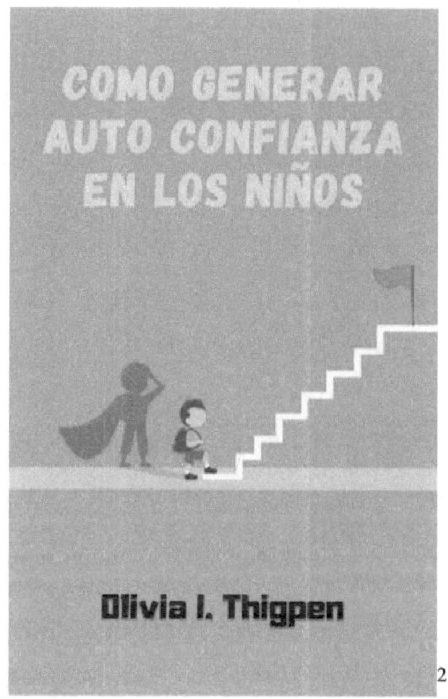

[2]

¡Descubre el camino hacia la autoconfianza y resiliencia en tus hijos con este libro transformador!

¿Te preocupa que tu hijo pueda enfrentar desafíos en su vida y sientes que necesita una dosis extra de autoconfianza?Si es así, estás en el lugar correcto. "Como Generar Auto Confianza en los niños" te guiará a través de estrategias de disciplina positiva, diseñadas para construir resiliencia y desarrollar una autoestima inquebrantable en tu pequeño.

Este libro es mucho más que palabras en una página. Es una hoja de ruta que te llevará de la mano mientras aprendes a desarrollar la resiliencia en tus hijos, brindándoles las herramientas necesarias para enfrentar cualquier desafío que se

---

1. https://books2read.com/u/bwB0EP

2. https://books2read.com/u/bwB0EP

les presente. **¡Juntos, forjarán una fortaleza emocional que los acompañará a lo largo de sus vidas!**

Crear un vínculo fuerte con tu hijo es esencial en el proceso de desarrollo de la autoconfianza. Aquí encontrarás consejos prácticos y ejercicios para fortalecer esos lazos especiales que los unen, creando un ambiente de confianza y amor incondicional.

Ayudar a tu pequeño a desarrollar el autocontrol emocional es una habilidad valiosa que los acompañará en cada paso del camino. En este libro, descubrirás técnicas probadas para gestionar emociones y tomar decisiones conscientes, allanando el camino hacia la autoconfianza y el éxito.

¿Qué tal si enseñamos a nuestros hijos a abrazar los riesgos y probar cosas nuevas? Este libro te mostrará cómo fomentar una mentalidad valiente y aventurera, allanando el camino para que exploren el mundo con confianza y curiosidad.

La autoestima es un cimiento vital para el crecimiento emocional de tu hijo. "Como Generar Auto Confianza en los niños" se sumerge en la importancia de la autoestima y cómo inculcar este valor fundamental en el corazón de tu pequeño.

La decepción es parte de la vida, pero aprender a lidiar con ella puede marcar la diferencia. Aquí encontrarás estrategias para apoyar a tu hijo cuando enfrenten momentos difíciles, ayudándolos a superar obstáculos y crecer más fuertes.

¿Qué tal si te digo que este libro es tu aliado para que tu hijo avance hacia sus objetivos con determinación y confianza? Con estrategias efectivas y ejercicios prácticos, tu pequeño se sentirá capaz de conquistar cualquier meta que se proponga.

El cambio es inevitable, pero a veces puede ser desafiante para los niños. "Como Generar Auto Confianza en los niños" explora cómo ayudar a tu hijo a aceptar el cambio con gracia y adaptabilidad, impulsándolos hacia un futuro brillante.

El libro también viene con actividades entretenidas y enriquecedoras para generar autoestima en tu hijo. ¡Aprenderán mientras se divierten y fortalecen su autoconfianza!

"Como Generar Auto Confianza en los niños" es una guía imprescindible para padres comprometidos que desean ver a sus hijos crecer con una autoestima inquebrantable y una resiliencia que los impulsará hacia el éxito. **¡Obtén tu copia** ahora y comienza el viaje hacia un futuro lleno de confianza y fortaleza emocional para tu pequeño!

Read more at https://oliviatda.com/.

Also by Publicaciones Alejandría

Aprende a Administrar el Dinero: Educación Financiera desde Niños o Adolescentes. Cómo enseñar a tus hijos a Ahorrar, Gastar e Invertir de Forma Inteligente

Hipnosis Extrema de Pérdida de Peso Rápida para Mujeres: Aprende como Perder Peso con Hipnosis y Poder Mental

Madres Narcisistas: La Verdad sobre ser Hija de una Madre Narcisista y Cómo Superarlo. Una Guía para Sanar y Recuperarse tras el Abuso Narcisista.

Padres Narcisistas: El Desafío de Ser Hijo o Hija de un Padre Narcisista, y Cómo Superarlo. Una Guía para Sanar y Recuperarse Después del Abuso Encubierto

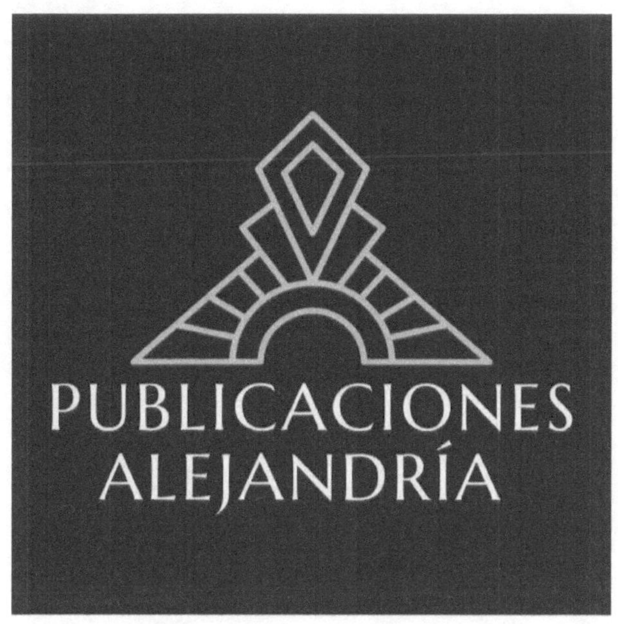

About the Author

En Publicaciones Alejandría, nos dedicamos a ofrecer obras de calidad respaldadas por expertos especializados en diversos temas. Nuestro compromiso con la excelencia se refleja en cada libro que publicamos. Colaboramos estrechamente con autores apasionados para brindarte una amplia gama de conocimientos en diversas áreas. Nuestra misión es proporcionarte lecturas valiosas y enriquecedoras que alimenten tu curiosidad y te inspiren a sumergirte en el fascinante mundo del saber. ¡Bienvenido a un viaje constante de descubrimiento!